Kompendium
der sensitiven Krankenbeobachtung
durch das Krankenpflegepersonal

Kompendium

der sensitiven Krankenbeobachtung durch das Krankenpflegepersonal

Werner Kraus

Fresenius

ISBN 3-922298-50-8
1. Auflage

Gesamtherstellung: Druckhaus Beltz, 6944 Hemsbach
Printed in West-Germany

Vorwort

Die Krankenbeobachtung verlangt den ständigen Einsatz aller fünf Sinne.

In der Theorie läßt sich nur bedingt lernen, was im Umgang mit dem kranken Menschen alles zu erkennen und zu erfahren ist.

Trotzdem soll hier der Versuch gemacht werden, für den Pflegebereich, in einer alphabetischen Ordnung möglichst viel von dem aufzuzeigen, was an einem Patienten **alleine durch aufmerksame Beobachtung registriert werden kann** und sollen Hinweise auf die möglichen Störungen und Erkrankungen gegeben werden.

Oft sind es Kleinigkeiten, die leicht übersehen werden, die aber den entscheidenden Hinweis zur Krankheit und dem Verlauf geben können.

Objektiv erkennbare Zeichen sollen den Schwerpunkt dieses Buches bilden, aber auch subjektive Angaben der Patienten sind mit berücksichtigt.

Bewußt wurde darauf Wert gelegt, daß alle Beobachtungen ohne jegliche Hilfsmittel möglich sind, also nur den Einsatz der menschlichen fünf Sinne brauchen.

Darüber hinaus soll eine Hilfe zur verbesserten Dokumentation der Krankenbeobachtung geboten werden.

Da nur Anregungen und Hinweise gegeben werden können, sind differentialdiagnostische Erwägungen nicht detailliert ausgelotet. Dies muß auch letztendlich dem fachlich geschulten Arzt überbleiben und gehört nicht in den Aufgabenbereich der Krankenpflege.

Sicher weist dieses Buch noch Lücken auf. Doch der Verfasser hofft auf viele Anregungen und Ergänzungen aus der Praxis, so daß vielleicht im Laufe der Zeit ein umfassendes und auch für den Krankenpflegebereich praktikables Nachschlagewerk daraus entstehen könnte.

Der Firma Fresenius, Bad Homburg, sei dafür gedankt, daß sie die Herausgabe dieser Sammlung ermöglichte.

August 1986 Der Verfasser

Geleitwort

Im täglichen beruflichen Kontakt zwischen Pflege- und ärztlichem Bereich wird immer wieder der Weiterbildungsdrang von Schwestern und Pflegern offenbar, sich intensiver auch mit den Krankheiten der betreuten Patienten auseinanderzusetzen.

Relativ rasch scheint in vielen Fällen dieser Drang an Grenzen zu stoßen, da „der Einstieg" in die vorliegende Literatur erschwert zu sein scheint.

Diesem Problem, den „Einstieg" für das Pflegepersonal zu erleichtern, hat Herr W. Kraus sich gestellt.

Durch eine stichwortartige, organ- und symptombezogene Auflistung klinischer Beobachtungen am Kranken, ein Symptomenkatalog, mit ergänzender alphabetischer Zuordnung von in Frage kommenden Krankheiten, hat Herr Kraus in zeitraubender Kleinarbeit ein beachtliches Taschenbuch verfaßt, das sicherlich nicht nur der Schulung der Beobachtungsgabe von in Ausbildung befindlichem Pflegepersonal, sondern auch als Vademecum für jeden im stationären oder ambulanten Krankenpflegebereich Tätigen gerne benutzt werden dürfte.

Im intensiven täglichen Umgang mit diesem Taschenbuch dürften ergänzende oder verbessernde Vorschläge aus dem Pflegebereich einerseits für den Gebrauchswert dieser Ausgabe sprechen, andererseits zur weiteren Hebung des Gebrauchswertes künftiger Ausgaben beitragen.

Ich darf diesem Taschenbuch wünschen, daß es seiner Zielsetzung möglichst nahe kommt.

Würzburg, den 27. 4. 1987 Prof. Dr. med. A. A. Hartmann

Inhaltsverzeichnis

Vorwort 5

Geleitwort 7

1. Appetit 19
Vorbemerkungen 19
Beobachtungen 20

2. Atmung 22
Vorbemerkungen 22
Atembewegungen 23
Atemfrequenz 24
Atemgeräusche 26
Atemgeruch 28
Atemqualität 30
Atemrhythmus 32

3. Auge 34
Vorbemerkungen 34
Augapfel 35
Abweichungen von der normalen Stellung der Pupillen 38
Bewegungen von Augen und/oder Lidern 41
Entzündungen am Auge und Umgebung 42
Farbveränderungen im Bereich des Augapfels 44
Augenlider 46
Tränendrüsenbereich 49
Subjektive Angaben des Patienten zum Seheindruck 50

4. Bewußtsein und Bewußtlosigkeit 52
Vorbemerkungen 52
Bewußtsein – Antrieb und Willen 53
Bewußtlosigkeit als Alarmzeichen 54

Die klassischen Stadien der Bewußtlosigkeit in Reihenfolge der Tiefe . . . 56
Bewußtseinsstörungen . . . 57

5. Diabetes mellitus . . . 61
Vorbemerkungen . . . 61
Hyper- und Hypoglykämisches Koma . . . 63

6. Erbrechen . . . 66
Vorbemerkungen . . . 66
Art und Weise . . . 68
Bestandteile . . . 68
Farbe . . . 70
Geruch . . . 70
Häufigkeit . . . 71
Menge . . . 71
Zeitpunkt . . . 72

7. Gangarten . . . 73
Vorbemerkungen . . . 73
Beschreibungen der Gangarten . . . 74
Besonderheiten der Gangart . . . 76

8. Geschlechtsorgane . . . 78
Vorbemerkungen . . . 78
Hoden im Skrotum . . . 79
Penis- und Skrotalbereich . . . 80
Penis – Farbveränderungen . . . 84
Penis – subjektive Angaben . . . 88
Brustdrüsenbereich . . . 89
Vulvabereich – Ausfluß . . . 91
Vulvabereich – farbliche Veränderungen . . . 93
Vulvabereich – Oberflächenveränderungen . . . 96
Vulvabereich – subjektive Angaben . . . 98

9. Gesichtsausdruck 100
Vorbemerkungen 100
Beschreibungen des Gesichtsausdruckes 101
Besonderheiten des Gesichtsausdruckes 105

10. Gestik 111
Vorbemerkungen 111
Besonderheiten der Gestik 112

11. Haare 114
Vorbemerkungen 114
Haarausfall 115
Farbveränderungen 119
Sonstige Störungen 120

12. Haut 122
Vorbemerkungen 122
Einteilung der Effloreszenzen (Hautblüten) 124
Ausgewählte Worterklärungen 126
Teil I: gesamte Haut 130
I a) reine Farbveränderungen (Flecke, Maculae) 130
I b) Substanzvermehrung (maculo-papulös) 134
Teil II: spezielle Körperpartien 139
II a) Kopfbereich und Hals 139
II b) Rumpfbereich 154
II c) Armbereich 161
II d) Beinbereich 167
Teil III: Hautveränderungen bei: Neugeborenen, Säuglingen, Kindern 171
III a) Neugeborene 172
III b) Säuglinge 172
III c) Kleinkinder – gesamter Körper 174
III d) – Kopf-Hals-Bereich 175
III e) – Rumpfbereich 176
III f) – Armbereich 177
III g) – Beinbereich 177

Teil IV: an lichtexponierten Hautarealen ... 178
Teil V: Linienzeichnungen der Hand ... 180
Teil VI: „Spannungs“zustand der Haut ... 181
Teil VII: „Teleangiektasien mit ...“ ... 183
VII a) gesamter Körper ... 184
VII b) Kopfbereich ... 184
VII c) Rumpfbereich ... 185
VII d) Armbereich ... 186
VII e) Beinbereich ... 187

13. Körpergewicht ... 189
Vorbemerkungen ... 189
Übergewicht ... 190
Untergewicht ... 191

14. Körpergröße ... 193
Vorbemerkungen ... 193
Überlänge ... 194
Untergröße ... 195

15. Körperhaltung ... 197
Vorbemerkungen ... 197
Eigenschaftsworte ... 198
Handhaltungen ... 199
Besonderheiten der Körperhaltung ... 201

16. Mund-, Lippen- und Gaumenbereich ... 206
Vorbemerkungen ... 206
Gaumenbereich ... 207
Lippen ... 209
Schleimhaut ... 213
Speicheldrüsen ... 218

17. Nägel ... 220
Vorbemerkungen ... 220
Farbveränderungen ... 221

Änderungen der Festigkeit und Form 223
Sonstige Erscheinungen 229

18. Nase 231
Vorbemerkungen 231
Beobachtungen 232

19. Ohr 236
Vorbemerkungen 236
Akustische Auffälligkeiten 237
Sekretionen aus dem Gehörgang 238
Visuelle Abweichungen 239

20. Puls 241
Vorbemerkungen 241
Eigenschaftsworte 243
Besonderheiten 244
Frequenz 245
Qualität 248
Rhythmus 250

21. Schlaf 251
Vorbemerkungen 251
Beobachtungen 252

22. Schmerz (und Juckreiz) 255
Vorbemerkungen 255
Juckreiz 257
Art und Weise des Schmerzes 259
Dauer des Schmerzes 262
Lokalisation des Schmerzes 263
Zeitpunkt des Schmerzes 273

23. Schweiß 275
Vorbemerkungen 275
Art, Aussehen, Produktion usw. 276
Geruchsveränderungen 279

24. Sputum 280
Vorbemerkungen 280
Beimengungen 282
Beschaffenheit 285
Färbungen 287
Geruch 289
Menge 290
Zeitpunkt 291

25. Stimme und Sprache 292
Vorbemerkungen 292
Klang 294
Lautbildung 296
Definition der Sprachfehler und Entwicklungsstörungen 297
Sprachstörungen 300

26. Stuhl 303
Vorbemerkungen 303
Aussehen 304
Beimengungen 305
Chemische Reaktionen 307
Farbe 308
Geruch 310
Häufigkeit 311
Konsistenz 313
Menge 314
Weitere Erscheinungen 315

27. Temperatur 316
Vorbemerkungen 316
Erhöhte Temperatur 318
Erniedrigte Temperatur 320
Schüttelfrost 321
Typische Fieberverläufe 322

28. Urin 327
Vorbemerkungen 327
Miktionsart und -häufigkeit 328
Beimengungen 332
Farbe 334
Geruch 338
Menge 339
Spezifisches Gewicht 342

29. Zähne 344
Vorbemerkungen 344
Aussehen, Form, Lokalisation 345
Verfärbungen 347
Zahnfleischveränderungen 348

30. Zunge 349
Vorbemerkungen 349
Beschaffenheit der Zunge 350
Empfindungen auf der Zunge 353
Form und Größe 354
Verfärbungen der Zunge 355

Was ist das Schwerste von allem?
Was das Leichteste Dir dünkt:
Mit den Augen zu sehen,
Was vor den Augen Dir liegt!

Goethe

Für Antje und Christa,
die durch ihre Geduld und ihr Verständnis
die zügige Verwirklichung der Arbeit ermöglichten.

1. Appetit

Vorbemerkungen:

Der Appetit eines Kranken kann nicht nach festen Kriterien beurteilt werden.

Unter Abwägung aller Umstände wie Nahrungsbedarf, persönlicher Geschmacksempfindung des Essenden, körperliche Möglichkeiten oder Hindernisse der Nahrungsaufnahme, muß sich jede Pflegekraft selbst ein Bild davon machen, ob der Appetit als ausreichend oder nicht genügend beurteilt werden muß.

Da das Auge aber stets mitißt, spielt auch der Umstand des Anrichtens und Servierens von Speisen eine sehr große Rolle.

Stets sollte man sich selbst die Frage stellen: „Würde ich dies hier mit Appetit essen?“, bevor man über Eßlust oder -unlust anderer ein vorschnelles Urteil abgibt.

Beobachtung:	kann auftreten bei:
Heißhunger	- Hypoglykämie
Mangel an Appetit	- Ankylostomiasis - Anorexia nervosa - Bestrahlungspatienten - Coma diabeticum - Darmkrankheiten - Fieber - Herabsetzung des Nahrungsaufnahmetriebes - Hirnschädigungen - Infektionskrankheiten - Magenkrankheiten - seelische Konflikte - Schwangerschaft - Überarbeitung
... wenn ohne erkennbare Ursache und länger als vier bis sechs Monate anhaltend oder rezidivierend	- AIDS (Acquired Immunodefficiency Syndrome)
Nahrungsverweigerung	- Anorexia nervosa
bei Säuglingen nach dem 4. bis 6. Lebenstag	- Ahorn-Sirup-Krankheit
Steigerung des Appetits	- seelische Konflikte
bei gleichzeitigem Gewichtsverlust	- Bandwurmbefall - Hyperthyreose - Hypoglykämie durch zu hohen Insulinspiegel - juveniler Diabetes mellitus - nervöse Störungen - Rekonvaleszenten

Störungen des Appetits	- bei Säuglingen und im Kindesalter bei Hyperplasie der Rachenmandeln - nach Magenoperationen
Widerwillen gegen fette Speisen (bes. wenn in siedendem Fett zubereitet)	- Cholezystitis - Hepatitis - Leberzirrhose
Fleisch	- Magenkarzinom

2. Atmung

Vorbemerkungen:

Auf die Atemtätigkeit eines Patienten wird im Pflegebereich des Krankenhauses im allgemeinen nur geachtet, wenn ein besonderer Anlaß dazu besteht.

Bei gezielter Kontrolle von Atembewegungen, -frequenz, -geräuschen, -gerüchen, -qualität und -rhythmus könnte aber manches Krankheitsbild bereits im Anfangsstadium zumindest verdachtsweise erfaßt und ggf. erkannt werden.

Wichtigste Voraussetzung ist natürlich, daß die Kontrolle der Atmung beim Patienten für diesen unbemerkt erfolgt. Sobald sich jemand gezielt beobachtet fühlt, wird die Atmung nicht mehr automatisch erfolgen, sondern willkürlichen Veränderungen unterliegen.

Prüfen Sie sich selbst daraufhin. Normalerweise atmen wir spontan völlig unbewußt. Wenn Sie jetzt versuchen, bei sich selbst die Atemzüge zu zählen, müssen Sie bei kritischer Beurteilung zugeben, daß sich die Frequenz ändert, die Atemzüge nicht mehr so locker und frei wie vordem ablaufen.

Genauso ergeht es dem Patienten – er möchte jetzt „richtig“ atmen und atmet kontrolliert.

Atembewegungen

Beobachtung:	kann auftreten bei:
Atemstop nach tiefer Inspiration	- Door-stop-Phänomen, das gelegentlich bei Lungenfibrose vorkommt
Einziehung der unteren und seitlichen Interkostalräume (Flankenatmung)	- Stenosen im Bereich der oberen Luftwege
Einsinken (sehr deutlich) von Körperpartien während der Inspiration bei Säuglingen und Kleinkindern	- Dyspnoe bei Pneumonie
Einsinken des Epigastriums bei Inspiration	- Chorea
starrer Thorax ohne Atemexkursion	- Faßthorax bei Lungen-Emphysem
Brustwandflattern - bei Inspiration nach innen - bei Exspiration nach außen	- Rippenserienfraktur
maximale **Zwerchfellbewegungen**, dadurch Vorwölbung des Abdomens bei Inspiration und Vorwölbung des Thorax bei der Exspiration	- inverse Atmung durch Fremdkörper
paradoxe **Zwerchfellbewegungen**	- Phrenikusparese

Atemfrequenz

Normalwerte:

Neugeborene	40–44 Atemzüge pro Minute
Kleinkinder	ca. 25 Atemzüge pro Minute
Erwachsene	16–20 Atemzüge pro Minute

Werden diese Grenzwerte **überschritten**, spricht man von der Tachypnoe; werden sie **unterschritten**, spricht man von der Bradypnoe.

Beobachtung:	kann auftreten bei:
Bradypnoe	– Ruhezustand – Schlafzustand – körperlich durchtrainierte Personen
Tachypnoe	– Azetaldehyd-Syndrom – Erregungszustände – Puerperalfieber – körperliche Anstrengungen

Andere Abweichungen von der Atemfrequenz stehen meist in sehr engem Zusammenhang mit anderen Atemerschwernissen.
Solche Sonderformen sind:

Hyperventilation (= übermäßige Atmung)	– Enzephalitis – Lebererkrankungen – passive Überbeatmung – psychische Störungen – Sauerstoffmangel
Apnoe	– Atemstillstand
exspiratorische Dyspnoe (= stark erschwerte Ausatmung)	– eine verlangsamte Ausatmung bei normaler Einatmungszeit bei Bronchitis u. a. Erkrankungen (siehe unter Qualität)
inspiratorische Dyspnoe (= stark erschwerte Einatmung)	– Kurzatmigkeit bei Verlegung der Atemwege (siehe unter Geräusche und Qualität, S. 26 und S. 30)
Orthopnoe (= stärkste Behinderung der Atmung)	– nur unter Einsatz der Atemhilfsmuskulatur möglich (siehe unter Geräusche und Qualität, S. 26 und S. 30)

Atemgeräusche

Beobachtung:	kann auftreten bei:
hauchende Atmung (Röhren-A.) (wie „ch“ bei In- und Exspiration)	– Atelektasen – Infiltrationen
keuchende Exspiration beim Säugling	– Emphysem
pfeifend	– Verengung der oberen Luftwege
dauernd **pfeifende** Atmung bei Kindern im 1. Lebensjahr	– physiologische Knorpelweichheit der Trachea
pfeifend, gemischt in- und exspiratorisch bei Säuglingen	– Tracheakompression durch vergrößerte Thymusdrüse
rasselnd, in der Umgebung grobblasig hörbar	– Asthma bronchiale – Bronchitis – Trachealrasseln bei Schwerstkranken oder Sterbenden
reibend	– trockene Entzündungen
sausend, metallische Atmung (Höhlen-A., Krug-A.) (= wie beim Blasen über einer Flasche mit großer Öffnung)	– glattwandige Kavernen – offener Pneumothorax
schlürfend (Bläschen-A.) (Einatmung wie „f“, Ausatmung wie „w“)	– Asthma bronchiale – Bronchitis – Emphysem – Pleuritis – Schwartenbildung

Beobachtung:

Stridor (inspiratorisch)

kann auftreten bei:

- Aortenbogenanomalien
- Epiglottiserkrankung
- Glottisödem
- Rekurrenzparese, doppelseitig

Atemgeruch

Beobachtung:	kann auftreten bei:
Azetongeruch	– Diabetes mellitus (Coma diabeticum: diabetische Ketoazidose) – Fieber – Hungerzustände – Hyperemesis
frische **Leber** oder **Lehmerde**	– akute gelbe Leberatrophie – Leberdystrophie – Leberkoma durch Leberzerfall
jauchig-stinkend	– Bronchiektasen – Lungengangrän
süßlich-fad	– Diphtherie
übler Mundgeruch (= Foetor ex ore)	– abgeschilferte Epithelien im Trachealbereich – Angina – bakterieller Abbau von Nahrungsresten – Bursa epipharyngea – chronische Angina – Gingivitis – langes Nüchternbleiben – Parodontitis – Plaut-Vincent-Angina – schlecht gereinigte oder kariöse Zähne – Stomatitis

Beobachtung:

urinös (streng zu unterscheiden vom urinösen Körpergeruch bei inkontinenten Patienten)

kann auftreten bei:

- Anurie
- terminale Niereninsuffizienz
- Urämie

Atemqualität

Beobachtung:	kann auftreten bei:
Ausatmung verlängert und verschärft	- Bronchitis
Atemnot (Dyspnoe)	- Anämie - anaphylaktischer Schock - Aortenaneurysma - Herzinsuffizienz - Vergiftungen
Atemnot, exspiratorisch	- Asthma bronchiale - Bronchiolitis
Atemnot, heftig, kurzdauernd, hochgradig	- Asthma bronchiale
Atemnot, bes. nachts anfallsweise, bei aufrechter Sitzhaltung, mit starkem Husten und verlängerter Ausatmung	- Asthma cardiale
Atemnot, wenn ohne erkennbare Ursache und länger als vier bis sechs Monate anhaltend oder rezidivierend	- AIDS (Acquired Immunodeficiency Syndrome)
Atemstörung beim Säugling nach dem 4.-6. Lebenstag	- Ahorn-Sirup-Krankheit
Gähnen (abnorm häufig, krampfartig)	- organische Hirnkrankheiten, bes. bei Geschwülsten des Stirnhirns

Beobachtung:	**kann auftreten bei:**
Nasenatmung behindert mit Mundatmung	- Basalfibroid - Choanalatresie - Heuschnupfen - bei Säuglingen und im Kindesalter Hyperplasie der Rachenmandeln
respiratorische Beschwerden mit Bronchitis	- Ankylostomiasis

Atemrhythmus

Beobachtung:	kann auftreten bei:
hechelnd	– kardial-renale Azidose

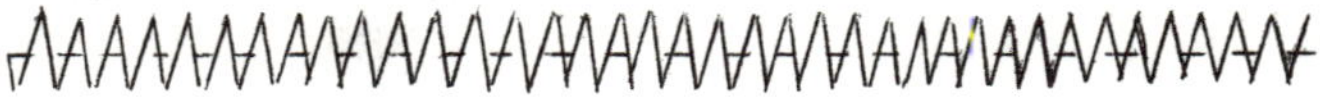

Beobachtung:	kann auftreten bei:
kräftige Atemzüge von gleicher Tiefe, von plötzlich auftretenden Pausen unterbrochen (Biot'sche Atmung)	– Blutungen – manchmal bei gesunden Neugeborenen, bes. bei Frühgeborenen – Meningoenzephalitis – Schädel-Hirn-Traumen oder -tumoren

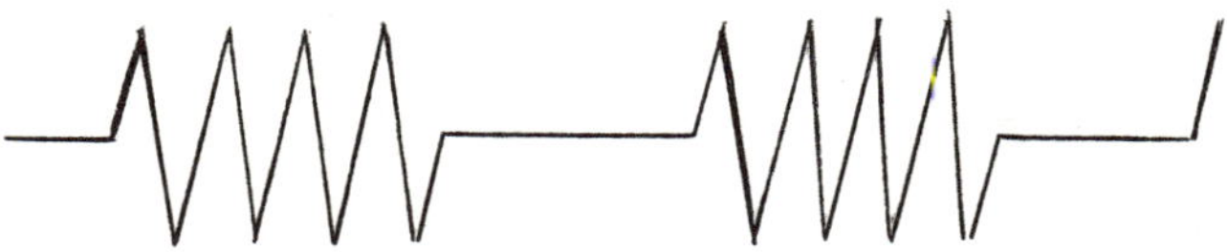

Beobachtung:	kann auftreten bei:
längere Atempausen, nach denen die Atmung erst in ganz kleinen, dann größer werdenden Atemzügen einsetzt und sich bis zu ganz tiefen angestrengten Atemzügen steigert (= Cheyne-Stokes'sche Atmung)	– Morphinvergiftung – schwere Schädigung des Atemzentrums – Sterbende – Urämie

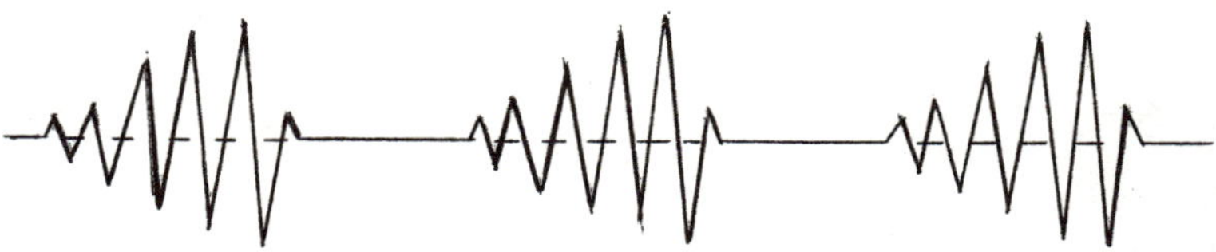

Beobachtung:

tief und verlangsamt
(= Kußmaul'sche Atmung)

kann auftreten bei:

- diabetische Ketoazidose (Hyperglykämie)
- Gasödemerkrankung
- schwere Stoffwechselerkrankungen
- Toxikosen
- urämisches Koma

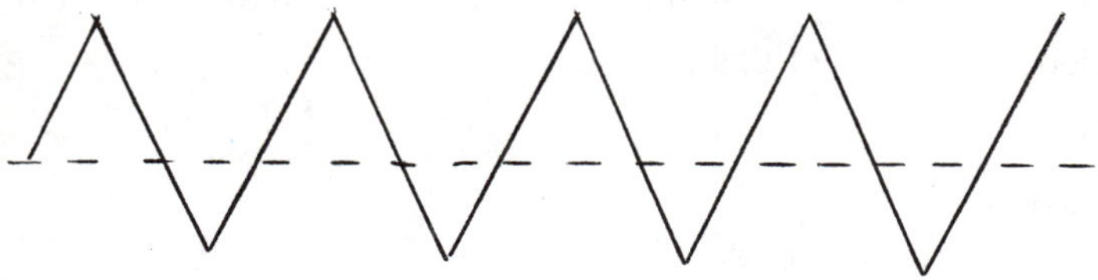

3. Auge

Vorbemerkungen:

Die Beobachtung der Augen dient nicht nur der Erkennung von Erkrankungen, sondern kann – wenn man z. B. die Pupille betrachtet – ebenso lebenswichtige Hinweise auf Erkrankungen des Körpers, Zustand des Kreislaufes und Funktion des Zentralnervensystems geben.

Die Beobachtung der Pupille umfaßt

- *Weite*
- *Form*
- *Gleichheit*
- *Reaktion* auf Lichteinfall.

Häufige Kontrollen sind notwendig, um Veränderungen rechtzeitig erkennen zu können und um insbesonders beurteilen zu können, ob gefundene Erscheinungen zeitweise oder immer vorhanden sind.

Augapfel

Beobachtung:	**kann auftreten bei:**
Hornhaut:	
Hervorwölbung („Beeren-geschwulst“)	– Glaukom – Myopie – nach Skleritis
Trübung – , punktförmig	– Xerophthalmie – Schwefelwasserstoffvergiftung
Iris:	
Fehlen	– angeboren – Verletzungsfolge
Lücken in der Iris	– Dyskranio-pygo-phalangie
Linse:	
nach außen verlagert	– Alport-Syndrom
Trübung	– Katarakt – Schichtstar – Spasmophilie – Starkstromverletzung – Strahlenschädigung

Beobachtung:	**kann auftreten bei:**
Pupille:	
Seiten-Differenz der Weite	– angeboren (selten) – Glaukom – Iritis – neurologische Erkrankungen – Störungen des vegetativen Nervensystems
rascher Wechsel der Weite zwischen rechter und linker Pupille	– Basedow-Krankheit – Chorea minor – gelegentlich auch bei Gesunden – Hysterie – Meningitis – multiple Sklerose – progressive Paralyse – Tabes dorsalis
eng	– Arzneimittelreaktionen (z. B. Doryl, Histamin, Physostigmin, Prostigmin) – Cholinergische Krise – in höherem Alter – bei Lichteinfall (physiologisch) – Neurolues – Sympathikuslähmung im Halsbereich (z. B. durch: Struma, Stellatumblockade, Tumoren, Verletzungen) – Syringomyelie – Vagotonie – Vergiftungen (z. B.: Eserin, Morphin, Pilocarpin)

Beobachtung:	kann auftreten bei:
Entrundung	– Adie-Syndrom – angeboren (nicht selten) – Hydrophthalmus – Iridozyklitis – Iritis – Neurolues – Operationen – Tabes dorsalis – Verletzungen
Erweiterung (meist einseitig, selten doppelseitig, träge und fehlende Licht-, tonisch ablaufende Konvergenzreaktion)	– Adie-Syndrom – Argyll-Zeichen – Atropin-Einfluß – Comotio cerebri – Contusio cerebri – epidurales Hämatom – Glaukom – Horner-Symptomenkomplex – Neurolues – Pilzvergiftung – Tabes dorsalis – Trauma der Iris

Abweichungen von der normalen Stellung der Pupillen

Beobachtung:	kann auftreten bei:
Abstand der Pupillen vergrößert, tiefliegende Augen, Mongolenfalte, antimongoloide Augenstellung	– Cri-du-chat-Syndrom
Abstand verkleinert (dicht nebeneinander stehend)	– Zebozephalie
Abweichung beider Augäpfel zu einer Seite	– Erkrankungen der Hirnbrücke (zur Gegenseite) – kortikale Herdanfälle (zur Gegenseite) – Großhirnprozesse (zur Herdseite)
bleiben **außen** stehen oder weichen nach innen ab	– Abduzenslähmung des VI. Hirnnerven (durch Entzündungen oder Tumore der Schädelbasis) – Hirndruck – Hirnstammischämie – Hirntumoren – Multiple Sklerose – bestimmte Polyneuropathien (z. B. diphtherische, diabetische) – Schädelfrakturen – Thrombose des Sinus cavernosus

Beobachtung:	**kann auftreten bei:**
nach **außen** zwanghaft verdreht oder meist nach oben	- nach Enzephalitis - extrapyramidale Hyperkinese - postenzephalitischer Parkinsonismus
weicht nach **innen** ab oder bleibt außen stehen	- Abduzenslähmung des VI. Hirnnerven (durch Entzündungen oder Tumore der Schädelbasis) - Hirndruck - Hirnstammischämie - Hirntumoren - Multiple Sklerose - bestimmte Polyneuropathien (z. B. diphtherische, diabetische) - Schädelfrakturen - Thrombose eines Sinus cavernosus
nach **oben** zwanghaftes Verdrehen oder nach außen	- nach Enzephalitis - extrapyramidale Hyperkinese - postenzephalitischer Parkinsonismus
nach **oben ein Auge**, eines nach unten	- Kleinhirnschädigung - Läsion des hinteren Längsbündels des Gehirns
Schielen	- Augenmuskelentzündungen - Augenmuskellähmungen - Hirnstamminfarkt - Multiple Sklerose - Tumore
Schielen nach innen, temporär	- Akkomodationskrampf

Beobachtung:	kann auftreten bei:
Stellung der Augen schräg	- Down-Syndrom
ursprüngliche Stellung der Augen bleibt trotz passiver Drehung des Kopfes (Puppenaugenphänomen)	- physiologisch bei Säuglingen bis zum 10. Lebenstag - danach Symptom einer zerebralen Schädigung
nach unten ein Auge, eines nach oben	- Kleinhirnschädigung - Läsion des hinteren Längsbündels des Gehirns
Unvermögen (völlig oder partiell) der Einwärtsbewegung beider Augen	- Folge einer Enzephalitis lethargica - postenzephalitischer Parkinsonismus
Unvermögen beide Augen nach oben blicken zu lassen	- Blow-out-Fraktur - oft erstes Zeichen für Hirntumor
Verschwinden von Pupille und Iris unter dem Unterlid („Untergehende Sonne“)	- zerebrale Affektionen (z. B. Hydrozephalus)

Bewegungen von Augen und/oder Lidern

Beobachtung:	kann auftreten bei:
bei **Bewegung** des Auges nach unten geht das obere Lid nicht in gewöhnlicher Weise mit, so daß das Augenweiß (Sklera) sichtbar bleibt	- Hyperthyreose - retrobulbäre Tumoren
Blinzelkrampf	- Angewohnheit - hysterisch bedingt - neurotisch bedingt
Nystagmus (unwillkürliche, rhythmische, schnell aufeinanderfolgende Zuckungen der Augäpfel)	- Albinismus - Babinski-Nageotte-Syndrom - Barbitursäurevergiftung - Comotio cerebri - erblich bedingt - Friedreich-Ataxie - Kleinhirnabszeß - Kleinhirntumor - Labyrintherkrankungen - Menieré-Krankheit - Multiple Sklerose - Neuritis - Toxoplasmose - Tumor des Nervus statoacusticus
Schielen, temporär einwärts	- Akkomodationskrampf
Unbeweglichkeit des Augapfels	- Lähmung der Augenmuskeln
Verschwinden von Pupille und Iris unter dem Unterlid („Untergehende Sonne“)	- zerebrale Affektionen (z. B. Hydrozephalus)

Entzündungen an Auge und Umgebung

Beobachtung:	kann auftreten bei:
Bindehautentzündung mit Lichtscheu	- Akrodermatitis enteropathica - APC-Virusinfektion bei Säuglingen und Kleinkindern - Boeck-Krankheit - Erythema exsudativum multiforme majus
schleimig, eitrig bei Neugeborenen	- Einschlußblenorrhoe (Clamydia trachomatis) - Gonoblenorrhoe
Episklera mit knötchenförmigen Infiltrationen, schmerzhaft	- rheumatische Gicht - metastatische Gicht - Lues - Tuberkulose
Hornhautentzündung, diffus	- Cogan-Syndrom
Lederhautentzündung	- Fokalinfekt - Gicht - Rheumatismus - Syphilis - Tuberkulose
Lidentzündung, erbsengroße, granulierende, der Talgdrüsen	- Chalazion
Lidrandentzündung, mit Lichtscheu	- Akrodermatitis enteropathica
Regenbogenhautentzündung	- Boeck-Krankheit - Behcet-Krankheit

Beobachtung:	kann auftreten bei:
Tränendrüsenentzündung	– akut nach Bindehautentzündung – akut nach Traumen – chronisch bei Mikulicz-Krankheit, Lues, Trachom, Tuberkulose
Tränensackentzündung	– angeborene Lues – tuberkulöse Erkrankung bei Jugendlichen – Verlegung des Tränennasenkanals – Verlegung des Tränensackausganges
Vereiterung des gesamten Auges	– septische Metastasierung – Verletzungsfolge

Farbveränderungen im Bereich des Augapfels

Beobachtung:	kann auftreten bei:
Bindehaut:	
Bluterguß	- bei schwerer körperlicher Anstrengung - spontan - Trauma
graurötliche, sandkorn- bis linsengroße Knötchen	- Bindehautphlyktäne
Kalkniederschläge, bandförmig	- Bandkeratitis
Hornhaut:	
dünner gelber oder **grünlichbrauner** Ring in der oberflächlichen Schicht	- Fleischer-Kaiser-Hornhaut-Ring
Granulationsgewebe, gefäßhaltig	- absolutes Glaukom - Keratokonjunktivitis ekzematosa - Konjunktivitis trachomatosa
matte Färbung	- Glaukom
Trübung	- Dyskranio-pygo-phalangie - Norum-Krankheit
Trübung, weißlich (wie gekochtes Fischauge)	- Kalkverätzung

Beobachtung:	**kann auftreten bei:**
Lederhaut:	
dunkler **Pigmentfleck**	- malignes Melanom - Naevus naevocellularis pigmentosus - Ochronose
Schwärzung der Lederhaut und der oberflächlichen Hornhautgebiete	- Alkaptonurie - malignes Melanom - Naevus naevocellularis pigmentosus
Weiß der Sklera ist bei Geradeausblick am Hornhautrand bei 12^h sichtbar	- Hyperthyreose - Thyreotoxikose
Pupille:	
olivgrüne bis bräunliche Verdichtung, an der Linse „Sonnenblumenstar"	- Chalkosis
Regenbogenhaut:	
hellblau oder **rötlich**	- Albino
Hyperämie	- Iridozyklitis
kleine **weiße Flecken** bei Säuglingen	- Mongolismus

Augenlider

Beobachtung:	kann auftreten bei:
Augenbrauen-Ausfall, seitliche	- Hypothyreose - Neurodermitis constitutionalis
Auswärtskehrung des freien Lidrandes	- Ektropium
Einwärtskehrung des freien Lidrandes	- Entropium
Erschlaffung der Lidhaut	- Blepharochalasis
mattweiße Flecken am Lidspaltrand	- Bitot-Flecken
Hämatom	- Schädelbasisfraktur - Trauma
Lidschlag, langsam, selten	- Hyperthyreose
Lidschlag, selten, bei Erhaltung der Blickbewegung	- Parkinson-Syndrom - Stirnhirnerkrankungen - Wilson-Krankheit - zerebellare Ataxie
Lidspalte, verkürzt infolge Verwachsung der Lidränder	- angeboren - vernarbendes Schleimhautpemphigoid

Beobachtung:	kann auftreten bei:
Ödem	– Allergie (Kontaktekzem, Heuschnupfen) – Erysipel – Glomerulonephritis – Herpes simplex – Herpes zoster – Kavernosusthrombose – Nasennebenhöhlenentzündung
Pigmentation	– Hyperthyreose
Platten, hellgelb	– Xanthelasma bei Hyperlipoproteinämie
Rötung, leicht, an der vorderen Lidkante, kleine Schüppchen am Wimperngrund, Ausfall der Wimpern, Seborrhoe des Lidrandes	– Blepharitis sqamosa
Rötung, Juckreiz, leichte Schwellung der Ränder	– Blepharitis ciliaris
Rötung, verdickt, mit kleinen Geschwüren und Abszessen besetzt, Ausfall oder Fehlstellung der Wimpern	– Blepharitis ulcerosa
Rötung und Schuppung, fettig, im Bereich der Augenbrauen medial	– seborrhoische Dermatitis
Verwachsung der Lider mit dem Auge	– Trachom – Verbrennungen – vernarbendes Schleimhautpemphigoid

Beobachtung:	kann auftreten bei:
Oberlid:	
feine Härchen in einer Reihe hinter der eigentlichen Wimpernreihe	– angeborene Anomalie
Hautfalte, sichelförmig am inneren Rand des Augenlides (spannt sich vom oberen zum unteren Lid und verdeckt die nasale Lidkommissur)	– Epikanthus = Mongolenfalte
Herabhängen	– angeborenes Leiden – Muskellähmung – Myasthenia gravis – Trachom
Krampf	– Basedow-Krankheit
Unterlid:	
Knötchen, bis reiskorngroß, meist multipel auftretend	– Hidroadenome

Tränendrüsenbereich

Beobachtung:	kann auftreten bei:
Tränenfluß	- Abflußbehinderung - Ästhesioneuroblastom am Olfaktoriusnerven (selten) - angeboren - Entzündungen - Fremdkörper - mechanische Einwirkung - psychisch bedingt - tumorös bedingt
Versiegen des Tränenflusses	- Sjögren-Syndrom I

Subjektive Angaben des Patienten zum Seheindruck

Beobachtung:	kann auftreten bei:
Abknickung und **Biegung** gerader Linien	– Flimmerskotom – Netzhautablösung – Netzhautzerfall
Blitze	– Flimmerskotom – Netzhautablösung – Netzhautzerfall
Doppeltsehen	– Alkoholabusus – Botulismus – Eklampsie der Schwangeren
Erblindung von 5–30 Minuten Dauer, reversibel	– Amaurosis fugax als Hinweis auf Karotisstenose
Farbensehen	
Gelbsehen	– Chromsäurevergiftung – Digitalisüberdosierung – Gelbsucht – Phenazetinvergiftung – Santoninvergiftung – Schlangengift
Regenbogenfarben um Lichtquellen	– Glaukomzeichen (WICHTIG!)
Rot-Gelb-Grün-Sehen	– Digitalisintoxikation

Beobachtung:	**kann auftreten bei:**
Flimmern	– Botulismus – Digitalisintoxikation – Eklampsie bei Schwangeren – Netzhautablösung – Netzhautzerfall
Flockensehen	– Netzhautablösung – Netzhautzerfall
Kugeln, feurig und glitzernd	– Netzhautablösung – Netzhautzerfall
Lichtscheu	– Albino – Botulismus – Tetanus
Nebel	– Eklampsie bei Schwangeren
Schatten und **Schleier**	– Flimmerskotom – Netzhautablösung – Netzhautzerfall
Sehstörungen, allgemein	– Chininvergiftung – Hypoglykämie
Verkehrtsehen	– Arteria-vertebralis-Insuffizienz
Verschwommen und **verzerrt**	– Netzhautablösung
Wellung ebener Flächen	– Netzhautzerfall
Wolken	– Digitalisintoxikation

4. Bewußtsein und Bewußtlosigkeit

Vorbemerkungen:

Bewußtsein ist definitionsgemäß die Gesamtheit und Ausdruck aller uns gegenwärtigen – also empfundenen – psychischen Vorgänge. („Das ganze des momentanen Seelenlebens“ Jaspers.) Es besteht dabei eine Selbstkontroll-Fähigkeit und in wachem Zustand volle Bewußtseinsklarheit. Im Schlaf tritt dagegen eine physiologische Bewußtlosigkeit ein.

Bewußtlosigkeit ist das Fehlen jedes psychischen Geschehens bei erhaltenen somatischen Funktionen.

Für die praktische Arbeit am Krankenbett reicht es nicht aus, lediglich zwischen Bewußtsein und Bewußtlosigkeit zu unterscheiden.

In beiden Fällen kommt es zu Abweichungen, deren Grenzen fließen, die aber im Rahmen der Beobachtung doch streng auseinander gehalten werden müssen.

Verschiedene Formen des Bewußtseins und der Bewußtlosigkeit sollen demnach in der Folge beschrieben und auseinander gehalten werden.

Bewußtsein – Antrieb und Willen

Beobachtung:	kann auftreten bei:
Antrieb vermindert	- lange dauernde Applikation von Psychopharmaka
Erregungszustand, hochgradig mit Halluzinationen	- Atropinvergiftung - Chininvergiftung - Drogenmißbrauch
Nachahmen von Bewegungen und Handlungen	- Idiotie - progressive Paralyse - Schizophrenie
Nachsprechen von Worten ohne Rücksicht auf Inhalt oder momentane Situation	- Schizophrenie
Störung der Willensbildung im Sinne einer Unentschiedenheit der Willensrichtung	- Schizophrenie
Verlust des Minen- und Gebärdenspiels (verbunden mit Aphasie, Apraxie, Agraphie usw.)	- Asemie
Verweigerung des Sprechens und jeder Lautbildung	- psychotische Störungen der Sprache

Bewußtlosigkeit als Alarmzeichen

Beobachtung:	kann auftreten bei:
Bewußtlosigkeit bei ...	
Basedow-Krankheit	- Basedow'sches Koma
Diabetes mellitus (siehe auch Diabetes mellitus Seite 63)	- Hyperglykämie - Hypoglykämie
Epilepsie	- Epileptisches Koma
Erblassen, stark	- allergischer Schock - Herzinfarkt - Hitzschlag - Ohnmacht - urämisches Koma - Volumenmangelschock
Erröten, stark	- Koma diabeticum - Schlaganfall - Sonnenstich
Erstarrung	- Allergie - Schreckreaktion
Hypertonie	- Herzinfarkt - Schlaganfall
Leberinsuffizienz	- Leberkoma
Nierenfunktionsstörung	- Koma urämicum

Beobachtung:	**kann auftreten bei:**
Pulsveränderungen, plötzlich	- Allergischer Schock - Herzinfarkt (mit Asystolie oder Kammerflimmern) - Hitzschlag - Sonnenstich
Schweißausbruch, plötzlich, kalt	- allergischer Schock - Herzinfarkt - Hypoglykämie
Verkrampfung	- Schreckreaktion

Die klassischen Stadien der Bewußtlosigkeit in Reihenfolge der Tiefe

Stadium	Beschreibung	Motorik	Reflexe	Pupillenreaktion	kann auftreten bei
Benommenheit	leichter Grad der Bewußtseinstrübung, erhöhte Müdigkeit, verlangsamtes Denken und Handeln, erschwerte Orientierung, jederzeit erweckbar	insgesamt verlangsamt, kurze Unterhaltungen sind möglich	vollumfänglich vorhanden	positiv	fieberhafte Infekte Traumen Kreislauferkrankungen allergische Reaktion
Somnolenz	starke Benommenheit, krankhafte Schläfrigkeit, einfache Aufforderungen werden befolgt, kurzzeitig erweckbar	nur nach Aufforderung, Unterhaltung nicht möglich	vollumfänglich vorhanden	positiv	Anurie Atropinvergiftung diabetisches Koma Kaliummangelsyndrom
Sopor	Bewußtseinsstörung starken Grades, tiefschlafähnlicher Zustand, nicht mehr erweckbar	nur stärkste Reize lösen Reaktionen aus, kein verbaler Kontakt mehr möglich	vorhanden	positiv	wie oben

Die klassischen Stadien der Bewußtlosigkeit in Reihenfolge der Tiefe (Fortsetzung)

Stadium	Beschreibung	Motorik	Reflexe	Pupillenreaktion	kann auftreten bei
Koma	tiefste, durch äußere Reize nicht zu unterbrechende Bewußtseinsstörung, Cheyne-Stokes'sche Atmung, keine Blickfixation, ohne emotionale Kontaktfähigkeit, Elementarfunktionen eventuell erhalten	fehlende Spontanäußerungen, keine Bewegungen	schwach bis negativ	schwach bis negativ	Apallisches Syndrom Atropinvergiftung Basedow-Krankheit Cholera, Diabetes mellitus (Hyper- und Hypoglykämie) nach schwerer Enzephalitis Hirnblutungen Hirndruck Hypophysen-Vorderlappen-Insuffizienz Intoxikationen Ischämie des Gehirns Lebererkrankungen Neurotoxikosen Schädel-Hirn-Trauma Urämie, Zerebralarteriosklerose (gelegentlich)

Bewußtseinsstörungen

Beobachtung:

Dämmerzustand
pathologisch veränderte Bewußtseinslage mit nachfolgender Amnesie,
länger dauernder Zustand der Bewußtseinstrübung,
unvollkommene oder verfälschte Orientierung über Zeit und Ort,
unklare Erfassung der Umweltbedingungen,
eventuell Trugwahrnehmungen, Wahnvorstellungen,
Erinnerungsvermögen fehlt

orientierter Dämmerzustand:
selten!, es besteht Einengung des Denk- und Urteilsvermögens, oft auf bestimmte Ziele

desorientierter Dämmerzustand:
ausgeprägte Denkstörung bis zur Verwirrtheit,
Kontakt zur Umwelt unterbrochen bzw. durch Halluzinationen und illusionäre Verkennungen verfälscht,
inhaltlich oft traumhaft bis zu ekstatischen Zuständen,
äußerlich entweder stupurös oder hochgradig erregt wirkend

kann auftreten bei:

- Alkoholismus
- Epilepsie
- Hirntrauma
- Nachtwandeln
- psychogen bedingt
- Schizophrenie

Beobachtung:	kann auftreten bei:
Delirium einhergehend mit – ängstlicher Erregung – akustischen Halluzinationen (können fehlen) – hochrotem Kopf – optischen Halluzinationen (können fehlen) – Schwitzen – Unruhe, motorisch – Wahnerlebnissen, traumhaft – Zittern, fein- bis grobschlächtig	– Arzneimittelabhängigkeit – chronisch schwere Bromüberdosierung – Drogenabhängigkeit – Entzündungen – Fleckfieber – Infektionen mit hohem Fieber – Miliartuberkulose – schwere Pneumonien – posttraumatisch – Sepsis – schwerer Typhus – toxische Einwirkungen – Urämie
Delirium tremens: oft durch epileptischen Grand mal eingeleitet und so oft als Dämmerzustand verkannt	– Intoxikationen (vor allem Alkoholentzug)
Rausch Minuten bis Stunden dauernder Erregungs- oder Dämmerzustand, meist einhergehend mit Verkennung der Situation, Sinnestäuschungen, Angst, Wut, Neigung zu Gewalthandlungen (Aggressivität), hinterläßt immer teilweise oder vollständige Amnesie	– Aethervergiftung – Alkoholvergiftung – Chloräthylvergiftung

Beobachtung:	**kann auftreten bei:**
disponierende Rolle können spielen:	– chronischer Alkoholismus – Epilepsie – Hirnverletzungen – starke Hitzeeinwirkungen – Infektionskrankheiten – Psychopathien – Rekonvaleszenz
Stupor geistig-körperliche Erstarrung bei Aufhebung aller Willensleistungen, äußerlich sichtbare Erstarrung oft nur scheinbar, Personen leben entweder in einer vielfältigen von Halluzinationen getragenen Traumwelt oder nehmen doch jedes Ereignis – reaktionslos! – in ihrer Umgebung wahr, meist auch Denkvorgang eingeschränkt	– Angst – Katatonie – Schizophrenie – Schreck
Verwirrtheit Bewußtseinstrübung mit Unruhe, Verkennung der Umgebung, Einnässen, Einkoten, Begehen von sinnlosen Handlungen	– allergischer Schock – arterielle Durchblutungsstörungen – Intoxikationen – psychische Alterserscheinungen

5. Diabetes mellitus

Vorbemerkungen:

Ein gut eingestellter und sich seiner Krankheit angepaßt verhaltender Zuckerkranker stellt pflegerisch kaum Probleme dar. Schwierigkeiten treten dann auf, wenn der Kranke in seiner Stoffwechsellage nach irgendeiner Seite entgleist oder der Diabetes mellitus noch gar nicht bekannt war.

Stoffwechselentgleisungen in Form einer **Hypo**glykämie können mannigfaltige Ursachen haben und lassen sich einteilen in

1. medikamentöse Hypoglykämien
   - durch zu hohe Insulindosis
   - Überdosierung oraler Antidiabetika
2. Nüchternhypoglykämien
   - bei Inselzelltumor (Insulinom)
   - Hypophyseninsuffizienz
   - Nebenniereninsuffizienz (Addinson-Krankheit)
   - Leberschädigungen
   - alkoholinduziert
3. reaktive Hypoglykämien
   - Frühstadium des Diabetes mellitus
   - nach Magenresektion
   - als Dumping-Syndrom innerhalb 1-4 Stunden nach dem Essen, z. B. nach Billroth-II-Operationen.

Bei den meisten Störungen, die auf eine Hyper- oder Hypoglykämie hinweisen, handelt es sich sicherlich um Diabetiker, die durch Insulinmangel oder zu hohe Insulindosen entgleist sind.

Durch gezielte und differenzierte Beobachtung kann herausgefunden werden, ob es sich um hyper- oder hypoglykämische Zustände handelt, so daß rechtzeitig hilfreich eingegriffen werden kann, wenn ein Koma verhindert werden soll.

Eine Verwechslung beider Komaformen hätte fatale Folgen!

Im Folgenden sollen deshalb die jeweils beobachtbaren Unterschiede der heute bekannten Stoffwechselentgleisungen beim Diabetiker dargestellt werden.

Beobachtung:	**Hyperglykämie** (= Coma diabeticum) (Insulinmangel)		**Hypoglykämie** (Insulinüberschuß)
	Diabetische Ketoazidose	*Hyperosmolares Koma*	
Appetit	fehlt	fehlt	Heißhunger
Atmung	tief, groß, pausenlos (Kußmaul'sche Atmung) Azetongeruch	oft normal	normal, regelmäßig, kein Geruch
Augäpfel	weich	weich	normal bis gesteigert hart
Bewußtsein	Somnolenz bis zur Bewußtlosigkeit	Somnolenz bis zur Bewußtlosigkeit	starke Müdigkeit bis zur Bewußtlosigkeit
Blutdruck	erniedrigt	erniedrigt	normal
Körpergewicht	starke Gewichtsverluste	starke Gewichtsverluste	keine Gewichtsänderung
Haut und Schleimhäute	trocken, in Falten abhebbar, Gesicht gerötet, Zunge belegt und trocken, Schleimhäute des Mundes stark ausgetrocknet		feucht, schwitzend, Gesichtsfarbe blaß, ansonsten Haut normal elastisch
Puls	klein und weich, beschleunigt		gut gefüllt, nicht beschleunigt, oft sogar verlangsamt

Beobachtung:	**Hyperglykämie** (= Coma diabeticum) (Insulinmangel)		**Hypoglykämie** (Insulinüberschuß)
	Diabetische Ketoazidose	*Hyperosmolares Koma*	
Reflexe	herabgesetzt oder ganz erloschen		eventuell regelrecht, meist gesteigert, gelegentlich doppelseitig positiver Babinski
Schmerz	unklare Oberbauchbeschwerden, Nackensteifigkeit		Kopfschmerzen
Urin	Nykturie hell hohes spezifisches Gewicht enthält Zucker und Azeton Oligurie bis Anurie möglich	Nykturie hell hohes spezifisches Gewicht – reichliche Ausscheidung	keine oder nur geringe Spuren von Zucker enthalten
Sonstiges	Übelkeit, die bis zum Erbrechen führen kann		Herzklopfen

Bei einer **Hypoglykämie** können des weiteren folgende Auffälligkeiten zu beobachten sein:

psychisch:

- Unruhe
- depressive Stimmungen
- verstärkte Reizbarkeit
- euphorische Zustände
- psychotische und delirante Zustände
- Wutausbrüche

neurologisch:

- Parästhesien
- Sehstörungen
- Krampfanfälle
- apoplektiforme Bilder mit Hemiparesen
- Sprachstörungen

6. Erbrechen

Vorbemerkungen:

Das Erbrechen ist keine Erkrankung im eigentlichen Sinne, sondern ein Symptom, hinter dem sich andere Ursachen verbergen. Bei einer Vielzahl von Erkrankungen und Störungen des Körpers kann es zu Erbrechen kommen.

Dabei muß auf

- Art und Weise des Brechaktes
- Aussehen des Erbrochenen
- Bestandteile
- Farbe
- Geruch
- Häufigkeit
- Menge
- Zeitpunkt

geachtet werden.

Zu einer guten Beobachtung gehört auch, daß Zusammenhänge mit anderen Erscheinungen wie vorausgehende Übelkeit, vorausgegangene Aufregung, Schweißausbrüche, Pulsveränderungen, Durchfälle usw. in die Dokumentation mit einbezogen werden.

Erbrechen während einer gesicherten oder vermuteten Schwangerschaft nimmt z.B. einen anderen Stellenwert ein als ohne diesen Zusammenhang.

Die **Ursachen** des Erbrechens können zum einen im Magen-Darm-Trakt liegen. Z.B. bei:

- allergischen Reaktionen
- Darmverschluß
- Diätfehlern
- Infektionen (Toxinen)

- Magenerkrankungen
- bestimmten Medikamenten
- Tumoren.

Oder auch durch direkte Reizung des Brechzentrums im Zentralnervensystem ausgelöst sein. Z. B. bei:

- Hirndrucksteigerungen
- Infektionen (Toxinen)
- bestimmten Medikamenten
- Narkosen
- nervösen Störungen
- Seekrankheit oder Bewegungskrankheiten.

Art und Weise

Beobachtung:	kann auftreten bei:
explosionsartig	– Allergien – zerebrale Störungen
im Schwall **im hohen Bogen**	– Pylorusstenose des Säuglings

Bestandteile

Beobachtung:	kann auftreten bei:
Blut	– „Blue-Rubber Bleb Nevus"-Syndrom – Kaposi-Sarkom bei AIDS – Magenruptur – Mallory-Weiss-Syndrom – Oesophagusvarizenblutung – Ulcus ventriculi
Fäkalteile	– akuter Ileus – Peritonitis
Galle	– Allergie – nach Billroth-II-Resektion – Gastrojejunostomie – intrapapillärer Darmverschluß – Ulcus duodeni
„Kaffeesatz"	– Magenbluten
unverdaute Nahrung, *gleich nach Schluckakt*	– hochsitzende Oesophagusstenose

Beobachtung:	kann auftreten bei:
einige Zeit nach Schluckakt (z. B. unverdaute Nahrung findet sich morgens auf dem Kopfkissen)	- Allergie - Dilatation des Oesophagus bei tiefsitzender Stenose - große Oesophagusdivertikel - Megaoesophagus bei Achalasie
Schaum, mit Speiseresten vom Vortage	- Pylorusstenose - Pylorusverschluß
Schleim	- chronischer Alkoholismus

Menge

Die Menge des Erbrochenen ist hauptsächlich vom Füllungszustand des Verdauungstraktes abhängig und gibt wenig Rückschlüsse auf bestimmte Krankheitsbilder.

Lediglich beim Erbrechen größerer Gallemengen muß u. U. an einen Zustand nach Billroth-II-Resektion oder eine Gastrojejunostomie gedacht werden, da der Mageninhalt vorwiegend in die zuführende Schlinge gelangen kann oder eine Abflußbehinderung der zuführenden Schlinge durch eine Stenose bestehen kann.

Beim Erbrechen von Blut kann akute Lebensgefahr (z. B. Verbluten bei Oesophagusvarizenblutung) oder Ersticken (Blutaspiration) drohen.

Trotzdem ist es aber unabdingbar, bei jedem Erbrechen eine Mengenangabe machen zu können.

Hierzu bedient man sich üblicherweise Vergleichsgrößen wie

- Mundvoll
- Nierenschale voll

oder gibt Flüssigkeitsmaße in ungefährer Größenordnung an.

Farbe

Beobachtung:	**kann auftreten bei:**
dunkelbraun, kotartig	– akuter Ileus – Peritonitis
grünlich	– Galleerbrechen
rot (Blut)	– Oesophagusvarizenblutung – Ulcus ventriculi-Blutung
schwarz („Kaffeesatz“)	– Magenatonie – Ulcus ventriculi-Blutung (bei Zersetzung des Hämoglobins zu Hämatin)

Geruch

Beobachtung:	**kann auftreten bei:**
Azeton	– bei neuropathischen Kindern als abnorme Reaktion auf Kohlehydratmangel
kotartig(dunkelbraun)	– akuter Ileus – Peritonitis
stinkend (schaumig, mit Speiseresten vom Vortag)	– Pylorusstenose – Pylorusverschluß

Häufigkeit
(zeitlich geordnet)

Beobachtung:	kann auftreten bei:
5 bis 15 bis 30 Minuten nach dem Essen	– Allergie – Pylorusstenose
halbstündlich (mit Azetongeruch)	– bei neuropathischen Kindern als abnorme Reaktion auf Kohlehydratmangel
stunden- und tagelang	– tabische Krisen

Zeitpunkt
(zeitlich geordnet)

Beobachtung:	kann auftreten bei:
sofort nach dem Schluckakt unverdaute Nahrung	– hochsitzende Oesophagusstenose
unmittelbar nach Nahrungsaufnahme als regelmäßige Reaktion auf bestimmte Situationen, bestimmte Farben, Geräusche usw.	– hysterisch bedingt
5 bis 15 bis 30 Minuten nach dem Essen	– Allergie – Pylorusstenose
einige Zeit nach dem Schluckakt (z. B. nach dem Nachtschlaf auf dem Kopfkissen)	– Allergie – Dilatation des Oesophagus bei tiefsitzender Stenose – große Oesophagusdivertikel – Megaoesophagus bei Achalasie
intermittierend	– Billroth-II-Resektion – Gastrojejunostomie
morgendlich (Schleim)	– Frühschwangerschaft – chronischer Magenkatarrh des Alkoholikers – chronischer Rachenkatarrh

7. Gangarten

Vorbemerkungen:

In einigen Fachbereichen der Medizin wird der Gangart des Kranken eine erhöhte Aufmerksamkeit gewidmet. Dies ist z. B. auf dem Gebiete der Orthopädie der Fall, wo es zur Diagnostik durch den Arzt dazu gehört, daß er den Patienten vor sich auf- und abgehen läßt, um so differentialdiagnostische Hinweise zu finden.

Wie schwierig im Einzelfall die exakte Beschreibung der Gangart eines Patienten sein kann, soll durch eine Wortauswahl in alphabetischer Folge aufgezeigt werden.

Es wird immer den subjektiven Eindrücken des Beobachters unterliegen, welche Formulierung er wählt. Aber die beispielhafte Aufzählung wird zeigen, welche Feinheiten unsere deutsche Sprache beinhalten kann.

A
ängstlich
andächtig
aufrecht
ausschreitend

B
babyhaft
balancierend
bedächtig
beschwingt

D
damenhaft
dynamisch

E
eckig
eingeknickt
elastisch
elegant
erhaben

F
federnd
fliegend
forsch

G
gebrechlich
gebeugt
gebückt
gedämpft
gehend
gehetzt
gespreizt
getrieben
graziös

H
hastig
hetzend
hinkend
hüpfend
humpelnd

K
kraftlos
kraftvoll
krumm

L
lässig
langsam
latschend
laufend
leichtfüßig
locker

M
marschierend
messend
militärisch
müde

N
nachziehend

P
polternd

R
rasend
rennend
rhythmisch

S
salopp
schaukelnd
schlaff
schlafwandelnd
schlaksig
schleichend
schlendernd
schlenkernd
schleppend
schlurfend
schnell
schreitend
schwankend
schwebend
schwerfällig
schwungvoll
selbstbewußt
sicher
spastisch
spazierend
sportlich
springend
staksend
stampfend
steif
stelzend
stockend
stöckelnd
stolpernd
stolz
stolzierend
strampelnd

T
tänzelnd
tapsend
tastend
taumelnd
torkelnd
trapend
trippelnd

U
ungelenk
unregelmäßig
unrhythmisch
unsicher

V
verführerisch
verkantet
verkrampft
verschoben
verträumt
vorsichtig

W
wandelnd
wankend
watend
watschelnd
wiegend
wippend
würdevoll
würdig
wütend

Z
zackig
zaghaft
ziehend
zielstrebig
zitternd
zögernd
zusammengesackt

Besonderheiten der Gangart

Beobachtung:	kann auftreten bei:
Anheben des Knies, abnorm hoch, um beim Gehen ein Schleifen der Zehen zu vermeiden	- Peronäuslähmung
Beschleunigung der Geschwindigkeit beim Gehen, unfreiwillig!	- Paralysis agitans
Entengang	- Coxa vara - Luxatio coxae congenita - Muskelschäden
fehlende Mitbewegung der Arme beim Gehen	- Parkinson-Syndrom - Stirnhirnerkrankungen - Wilson Krankheit - zerebellare Ataxie
gebeugte Knie und Spitzfußstellung („Tänzerinnengang“)	- Skorbut
Gehfurcht (Zwangsvorstellung, nicht gehen zu können)	- Basophobie bei Tabes Krankheit
Gleichgewichtsstörungen	- Labyrinthismus
Hinken	
zeitweilig „Schaufensterkrankheit“	- abdominaler Aortenverschluß - chronisch arterielle Verschlußkrankheit der Beine
zunehmend bei rascher Ermüdbarkeit	- Epiphysenlösung

Beobachtung:	kann auftreten bei:
Lauftrieb, dranghaft	- Epilepsie
schlurfend	- Parkinson-Syndrom - Stirnhirnerkrankungen - Wilson Krankheit - zerebellare Ataxie
stechschrittartig, hohes Anheben des Beines beim Gehen, wobei der Fuß durch fehlende Sehnenreflexe hängt	- Tabes dorsalis
steife Beine, weitgehend oder völlig, Becken wird „vorgekantet" (wie Kiste von Ecke zu Ecke gekantet wird)	- Adduktorenspasmus - Multiple Sklerose - paraplegische Form der Kinderlähmung - RM-Tumore - spastische Spinalparalyse
Störungen des Ganges	- Alzheimer Krankheit - chronische Bromüberdosierung - funikuläre Myelose - von Hippel-Lindau-Syndrom
torkelnd, durch Störungen der Bewegungskoordination	- Alkoholismus - Babinski-Nageotte-Syndrom - Funktionsstörungen des Kleinhirns - Polyneuropathien
trippelnd, kleinschrittig	- Parkinsonismus - Zerebralsklerose

8. Geschlechtsorgane

Vorbemerkungen:

In den spezifischen Bereichen, wie Gynäkologie, Urologie und Haut- und Geschlechtskrankheiten, wird eine detaillierte Befundung der Geschlechtsorgane vorgenommen.

Die Patienten selbst (und hier soll das medizinische Personal keineswegs ausgeschlossen werden) achten oft aus falschem Schamgefühl – sich selbst und auch anderen gegenüber – zu selten auf Veränderungen im Bereich der Geschlechtsorgane.

Im folgenden Kapitel sind die menstruellen Störungen der Frau bewußt ausgeklammert geblieben.

Ebenso fehlen bewußt viele Angaben zu Ausflüssen aus dem Vulvabereich, da hier die Inspektion des Scheidenbereiches, egal um welche Art oder Form von Ausfluß es sich handelt, unabdingbar notwendig ist und somit eine Beobachtung ohne Hilfsmittel ausgeschlossen ist.

Teil A des Kapitels wird sich mit den männlichen Geschlechtsorganen (Hoden und Penis), Teil B mit den weiblichen Geschlechtsorganen (Brust und Vulvabereich) beschäftigen.

Hierbei sei darauf hingewiesen, daß die Einordnung der Beobachtung der Mamillen unter den weiblichen Bereich nicht ausschließt, daß gleiche Veränderungen mit gleichen Rückschlüssen, wenn auch seltener, bei der männlichen Brustdrüse auftreten können.

Hoden im Skrotum

Beobachtung:	kann auftreten bei:
Anschwellung des Hodens, hart, bei Diaphanoskopie *nicht* durchscheinend	– Gumma (Lues III) – Seminom – Tuberkulose
Anschwellung, prall, bei Diaphanoskopie durchscheinend	– Hydrocele
Anschwellung, prall, Darmgeräusche bei Diaphanoskopie *nicht* durchscheinend	– Leistenhernie
Anschwellung des Nebenhodens, hart und knotig	– Epididymitis chronica non specifica – Epididymitis chronica sclerotisans
Anschwellung des Nebenhodens, schmerzhaft	– Epididymitis gonorrhoica

Penis- und Skrotalbereich

(Anordnung nach Effloreszenzen)

Beobachtung:	kann auftreten bei:
Anschwellung, unförmig (Penis-Elephantiasis)	– Allergie – Balanitis – Erysipel – Exstirpation der inguinalen Lymphknoten – Herpes genitales – Herzkrankheiten – Lues – Lymphangitis – Lymphblock im Abflußgebiet der Lymphbahnen infolge Trauma – Nierenkrankheiten – Paraphimose – Penisfraktur – Phimose – Röntgen-Radium-Bestrahlung – Trauma – Tuberkulose – Ulcus molle – Urethralfistel – Urethralstriktur
aphthös-ulzeröse Veränderungen an Haut und/oder Schleimhaut, sehr schmerzhaft	– Behcet-Krankheit – Herpes genitales – Ulcus molle
Beläge, pseudomembranös	– Balanitis diphtherica (sehr selten)

Beobachtung:	**kann auftreten bei:**
Bläschen, gruppiert, auf gerötetem oder ödematösem Grund, die zu Krusten eintrocknen	– Herpes simplex
Erosionen, Rötung, Juckreiz	– Balanitis candidomycetica – Balanitis diabetica
Erosionen, mit entzündlicher Rötung und Schwellung, selten Ulzerationen, Phimose	– Balanitis simplex
Erosionen, mit reichlichem dünnflüssigem (übelriechendem) Epithel	– Balanitis „seborrhoica“
Erosionen, rot, rund und/oder polyzyklisch, von weißen Epithelsäumen umgeben, kann übelriechenden Eiter abgeben	– Balanitis erosiva circinate – Balanitis spezifica syphilitica
Erosionen, rot, von Stecknadelkopf- bis Fünfmarkstückgröße, rundlich-oval, im Niveau der gesunden Haut liegend, lackiert glänzend, derb, schmerzlos, mit harter Basis, kann geschwürig zerfallen	– Lues I (Primäraffekt)
Exantheme, bis handtellergroß, rundlich oder streifenförmig, stark juckend, papulös, zuweilen depigmentierte Herde, in der Umgebung oft glänzende Einzelknötchen, manchmal von bräunlicher Zone umgeben	– Lichen simplex chronicus

Beobachtung:	kann auftreten bei:
Geschwülstchen, derb, hanfkorn- bis erbsengroß, im Zentrum eine Delle zeigend	– Molluscum contagiosum
Geschwüre, mit unregelmäßigen, unterminierten Rändern, rundlich-oval, bis markstückgroß, weich, schmerzhaft	– Ulcus molle
flache **Hauterhebungen**, bis handtellergroß, rundlich oder streifenförmig, klein papulös, zuweilen depigmentierte Herde, in der Umgebung oft glänzende Einzelknötchen, manchmal mit brauner Zone umgeben, stark juckend	– Lichen simplex chronicus (Vidal)
Knoten, braunrot, derb, gruppiert oder in Schlangenlinien angeordnet, oft geschwüriger Zerfall	– Lues III, Gumma (sehr selten)
Papeln, derb, bis erbsengroß, kalottenförmig, mit verhältnismäßig glatter Oberfläche	– Lichen ruber obtusus
Papeln, ekzemähnlich mit Gängen, Krüstchen, Kratzeffekten, ggf. Pusteln, juckend	– Skabies
Papeln, gelblich, flach, streifenförmig	– Grönblad-Standberg-Syndrom

Beobachtung:	kann auftreten bei:
Papeln, hellrot oder violett bis bräunlich, flach, hirsekorngroß, polygonal, oft ringförmig angeordnet, wachsartig glänzend, juckend, meist weiße Punkte und Netze erkennbar, Knötchen manchmal strichförmig angeordnet, zuweilen zu Platten konfluierend	- Lichen ruber planus (häufig) - Lichen ruber anularis
Papeln, hautfarben, dichtstehend, flach bis halbkugelig, stark juckend	- Fox-Fordyce-Krankheit
Papeln, flach, nässend (hoch infektiös!)	- Condylomata lata (Lues II)
Warze, am inneren Vorhautblatt, papillär, blumenkohl- und hahnenkammartig	- Buschke-Löwenstein-Tumor - Condylomata acuminata (Virus)

Penisbereich – Hautveränderungen

(Anordnung nach Farbabweichungen)

Beobachtung:	kann auftreten bei:
braunrote, derbe Knoten, gruppiert oder in Schlangenlinien angeordnet, oft geschwüriger Zerfall	– Lues III (sehr selten)
bräunliche bis schwärzliche, erhabene oder nicht erhabene Veränderungen	– Lentigo simplex – malignes Melanom – Naevus naevocellularis pigmentosa
düsterrote, wenig erhabene bis münzengroße, weiche Herde, samtartig, feingekörnte Oberfläche, rundlich oder oval, feucht glänzend, scharf begrenzt	– Erythroplasie Queyrat (maligne)
düsterrote bis violette, münzen- bis handtellergroße, runde oder ovale, etwas ödematöse, zuweilen zentral blasige Herde mit schiefergrauer Pigmentierung	– fixes Arzneimittelexanthem
Erytheme, knotenförmig, multiform	– Behcet-Krankheit
Erytheme und Erosionen und Satelitten, begrenzt von einem polyzyklischen Saum mit nach innen gerichteter weißlicher Schuppung	– Candida-Infektion

Beobachtung:	kann auftreten bei:
gelbliche, streifenförmige flache Papeln	– Grönblad-Strandberg-Syndrom
gelblich-rote, scharf begrenzte, zum Teil blumenblattartige, mit fettigen Schuppen bedeckte Herde, auch an talgdrüsenreichen Stellen wie Gesicht, Brust- und Rückenrinne	– seborrhoisches Ekzematid
hautfarbene, blumenkohlartige Wucherungen an Glans und innerem Vorhautblatt	– Condylomata acuminata
hautfarbene bis entzündlich gerötete Stränge, derb, im vorderen Penisbereich, schmerzhaft	– Kranzfurchenphlebitis
hellrote oder violette bis bräunliche, hirsekorngroße, polygonale, flache, oft zentral gedellte, wachsartig glänzende, stark juckende Papeln, meist weiße Punkte und Netze zeigend, Knötchen manchmal strichförmig angeordnet, zuweilen zu Platten konfluierend	– Lichen ruber planus
rötliche oder weiße, stecknadelkopfgroße, glänzende, transparente Knötchen	– Lichen nitidus
Rötung des Skrotums bei Neugeborenen	– Clifford-Syndrom
Rötung, Juckreiz, Erosionen	– Balanitis diabetica

Beobachtung:	kann auftreten bei:
Rötung, Schwellung, entzündliche Erosionen, selten Ulzerationen, Phimose	– Balanitis simplex
rot, rundlich-oval, im Niveau der gesunden Haut liegende, lackartig glänzende, derbe, schmerzlose Erosionen von Stecknadelkopf- bis Fünfmarkstückgröße, mit harter Basis	– Lues I
rot, von weißen Epithelsäumen umgebene Erosionen, rund und/oder polyzyklisch, übelriechenden Eiter abgebend	– Balanitis erosiva circinata – Balanitis spezifica syphilitica
rote Papeln in Linsengröße mit zentraler gelblich-bräunlicher bis düsterroter Nekrose, nicht immer juckend	– Hydradenitis suppurativa-artige Hautveränderungen bei Akne
tiefbraune, glatte, lackartig glänzende Herde an der Glans und/oder innerem Vorhautblatt, besonders im 50. bis 70. Lebensjahr	– Balanitis chronica circumscripta benigna plasmacellularis
weiße oder rötliche, stecknadelkopfgroße, transparente Knötchen, glänzend	– Lichen nitidus
weißliche bis hautfarbene, derbe, plattenartige oder wuchernde Knötchen, Knoten oder Platten	– Penis-Carcinom

Beobachtung:	kann auftreten bei:
weißliche bis hautfarbene Fortsätze im Bereich der Corona glandis	– Hirsuties papillaris coronae glandis (Normvariante – kein Krankheitswert)
weißliche Verfärbung der Eichel, des inneren Vorhautblattes, Verdickung des Frenulums, Verengung des Urethraausganges, Verhärtung und Verengung der Vorhaut, Juckreiz	– Lichen sclerosus et atrophicus penis
zartrote Knötchen, dichtgestellt, stecknadelkopfgroß, reibeisenartig	– Lichen ruber follicularis seu acuminatus

Penisbereich

(subjektive Angaben)

Beobachtung:	kann auftreten bei:
Brennen in der vorderen Harnröhre mit wäßrigem, bald grüngelblichem, rahmig-eitrigem Ausfluß	– Gonorrhoe des Mannes
Juckreiz in der Urethra, Brennen beim Wasserlassen, geringer morgendlicher Ausfluß, ggf. wäßrig	– nichtspezifische Urethritis durch: – Chlamydien – Gardrerella – Herpes simplex – Mycoplasma – Trichomonaden – Ureaplasma

Brustdrüsenbereich

Beobachtung:	kann auftreten bei:
Ausfluß, wäßrig-milchig	- fibrozystische Mastopathie - Milchgangsektasien - zystische Mammafibrose
blaurötliche, später gelbweißliche Streifen	- Striae cutis distensae
Blutungen aus der Brustwarze	- Fibrocystadenom - Mastopathia cystica - Milchgangscarcinom - Milchgangspapillom
Einziehung / **Großporigkeit** der Haut	- Frühsymptom für Carcinom
Exanthem, ekzemähnlich mit Knötchen, Krüstchen, Kratzeffekten, Pusteln, juckend am Warzenhof	- Skabies
Milchfluß außerhalb der natürlichen Laktationsperiode	- Akromegalie - Fehlgeburt vorausgegangen - Hypophysentumor - Hypothyreose - Medikamente (z.B. Antidepressiva, Östrogen-Progesteronhaltige Medikamente) - psychisch durch Streß - Syringomyelie - Tabes dorsalis - Tumoren im Bereich des Hypothalamus

Beobachtung:	kann auftreten bei:
Mißbildungen	– Syringomyelie
Papeln, hautfarben, dichtstehend, flach bis halbkugelig, stark juckend	– Fox-Fordyce-Krankheit
Rötung, Infiltration und Erosion	– Adenomatose der Brustwarze (differentialdiagnostisch: Mamillenekzem, Pagetkrebs)
schuppende, nässende, evtl. krustöse Oberfläche, einseitiger, ekzemähnlicher, scharf begrenzter, rundlicher Herd, gerötet	– Paget-Krankheit
warzenähnliche Hyperkeratosen am Warzenvorhof, bis linsengroß, dunkelbraun	– Keratosis areola mammae naeviformis

Vulvabereich
(Art des Ausflusses)

Beobachtung:	kann auftreten bei:
Ausfluß, allgemein	– Amin-/Kolpitis (Gardrerella vaginalis) – Candida albicans – Chlamydien – Diabetes mellitus – Endometritis – Entzündungen, nicht gonorrhoisch – Fremdkörper – gonorrhoische Entzündungen – Kolpitis – Korpuscarcinom – Korpuspolyp – Oxyren – Polypen – Pyometra – Trichomonaden
Ausfluß, eitrig-blutig oder schleimig	– Korpuspolyp – Zervixkatarrh
Ausfluß, eitrig bei Kindern, Rötung und Schwellung der Vulva und der kleinen Labien	– Vulvavaginitis gonorrhoica infantum – Vulvovaginitis
Ausfluß, eitrig-schleimig oder nur eitrig	– Salpingitis
Ausfluß, fleischwasserfarben	– Zervixcarcinom

Beobachtung:	kann auftreten bei:
Ausfluß, grünlich-gelblich	– Gonorrhoe
Ausfluß, weißlich, evtl. weißliche Auflagerungen, Juckreiz, Rötung, Schwellung	– Candida-Infektion

Vulvabereich – Haut- und Schleimhautveränderungen

(Anordnung nach Farbtönen)

Beobachtung:	kann auftreten bei:
braunrote, derbe Knoten, gruppiert oder in Schlangenlinien angeordnet oder geschwüriger Zerfall	- Lues III (sehr selten)
düsterrote, rundliche oder ovale, feucht glänzende, scharf begrenzte, samtartig weiche, wenig erhabene bis münzgroße Herde	- Erythroblasie Queyrat
düsterrote bis violette, münzen- bis handtellergroße, runde oder ovale, etwas ödematöse, zuweilen blasige Herde mit schiefergrauer Pigmentierung	- fixes Arzneimittelexanthem
Erytheme, knotenförmig, multiform	- Behcet-Krankheit
gelbliche, streifenförmige flache Papeln	- Grönblad-Strandberg-Syndrom
gelblich-rote, scharf begrenzte, zum Teil blumenblattartige, mit fetten Schuppen bedeckte Herde, auch an talgdrüsenreichen Stellen wie Gesicht, Brust- und Rückenrinne	- seborrhoisches Ekzematid

Beobachtung:	kann auftreten bei:
hautfarbene, blumenkohlartige Wucherungen, teils beetartig	- Condylomata acuminata
hellrote oder violette bis bräunliche, hirsekorngroße, polygonale, flache, oft zentral gedellte, wachsartig glänzende, stark juckende Papeln, meist weiße Punkte und Netze zeigend, Knötchen manchmal strichförmig angeordnet, zuweilen zu Platten konfluierend	- Lichen ruber planus
am Rand **hellrote**, scheibchenförmige, runde, im Zentrum bläuliche, zuweilen blasige, kokardenartige Herde	- Erythema exsudativum multiforme minus
Rötung der Labien bei Neugeborenen	- Clifford-Syndrom
Rötung und Schwellung der Vulva und der kleinen Labien, eitriger Ausfluß bei Kindern	- Vulvovaginitis gonorrhoica (infantum)
Rötung, Schwellung, Spannungs- und Druckschmerz an kleinen Labien	- Bartholinitis

Beobachtung:	kann auftreten bei:
Rötung, Schwellung, Brennen oder quälender Juckreiz	- Allergien durch Medikamente oder Intimsprays - Anämie (perniciosa) - chemisch-thermische Schädigung - Diabetes mellitus - Epitheldefekte - hormonale Störungen (besonders Östrogene) - Ikterus - Infektionen - Kontaktekzem (allergisch) - Läuse - Soor - Trichomonaden - Urämie - Würmer
Rötung, Schwellung, weißlicher Fluor, evtl. weißliche Auflagerungen, Juckreiz	- Candida-Infektion
weißliche Epitheltrübung und -verdickung	- Leukoplakia vulvae
zartrote Knötchen, dichtgestellt, stecknadelkopfgroß, reibeisenartig	- Lichen ruber follicularis seu acuminatus

Vulvabereich – Haut- und Schleimhautveränderungen

(Oberflächenveränderungen)

Beobachtung:	kann auftreten bei:
aphthös-ulzeröse Veränderungen an der Schleimhaut	- Behcet-Krankheit
Bläschen und Erosionen in Vulva, Vagina und Portio	- Vulvovaginitis herpetica
Bläschen, gruppiert auf gerötetem Grund, die zu Krusten eintrocknen	- Herpes simplex
Exanthem, bis handtellergroß, rundlich oder streifenförmig, stark juckend, kleinpapulös, zuweilen depigmentierte Herde, in der Umgebung oft glänzende Einzelknötchen, manchmal mit bräunlicher Zone umgeben	- Lichen simplex chronicus
Geschwüre, rundlich-oval, weich, bis markstückgroß, mit unregelmäßig unterminierten Rändern, sehr schmerzhaft	- Ulcus molle
am Rande **hellrote**, runde, scheibchenförmige, im Zentrum bläuliche, zuweilen blasige, kokardenartige Herde	- Erythema exsudativum multiforme minus

Beobachtung:	kann auftreten bei:
Knoten, braunrot, derb, gruppiert oder in Schlangenlinien angeordnet, oft geschwüriger Zerfall	– Lues III (sehr selten)
Papeln, derb, bis erbsengroß, kalottenförmig, mit verhältnismäßig glatter Oberfläche	– Lichen ruber obtusus
Papeln, gelblich, streifenförmig, flach	– Grönblad-Strandberg-Syndrom
Papeln, hautfarben, dichtstehend, flach bis halbkugelig, stark juckend	– Fox-Fordyce-Krankheit
Papeln, hellrot oder violett bis bräunlich, hirsekorngroß, polygonal, flach, oft zentral gedellt, wachsartig glänzend, stark juckend, meist weiße Punkte und Netze zeigend, Knötchen manchmal strichförmig angeordnet, zuweilen zu Platten konfluierend	– Lichen ruber planus
Schrumpfung, Atrophie der Labien, Jucken	– Lichen sclerosus et atrophicus vulvae
Wucherungen, papillär, blumenkohl- und hahnenkammartig	– Condylomata acuminata

Vulvabereich
(subjektive Symptome)

Beobachtung:	kann auftreten bei:
Jucken, am Scheideneingang	– allergische Reaktion – Ausfluß – Diabetes mellitus – Enterobien – Klimakterium – Kraurosis – Leukoplakie – mangelhafte oder übertriebene Sauberkeit – Soor – Trichomonaden
Jucken, Schrumpfung, Atrophie	– Lichen sclerosus et atrophicus vulvae
Jucken, Rötung, Schwellung, weißlicher Fluor, evtl. weißliche Auflagerungen	– Candida Infektion

Beobachtung:	kann auftreten bei:
quälender Juckreiz, Rötung, Schwellung, Brennen	– Anämie (perniciös) – chemisch-thermische Schädigung – Diabetes mellitus – Epitheldefekte – hormonale Störungen (besonders Östrogene) – Ikterus – Infektionen – Kontaktekzem (allergisch) – Läuse – Soor – Trichomonaden – Urämie – Würmer
Spannungs- und Druckschmerz an kleinen Labien, Schwellung, Rötung	– Bartholinitis

9. Gesichtsausdruck

Vorbemerkungen:

Wer die Mimik zu lesen versteht, weiß oft mehr als das, was akustisch tatsächlich ausgedrückt wurde.

Wie vielfältig der Gesichtsausdruck sein kann, soll an der folgenden Sammlung von Begriffen dargestellt werden. Oft fehlt gerade der treffende Ausdruck, etwas zu beschreiben. Die nachfolgende beispielhafte Sammlung soll dabei helfen, „die richtigen Worte" zu finden.

Beschreibungen des Gesichtsausdruckes

A
abgehetzt
abgekämpft
abgespannt
ablehnend
abschätzend
abwägend
abwartend
abwehrend
abweisend
abwesend
ängstlich
ärgerlich
affektiert
aggressiv
albern
allwissend
anbetend
andächtig
angespannt
angewidert
anklagend
anmaßend
apathisch
arrogant
aufdringlich
aufgedunsen
aufgeregt
aufmerksam
ausdruckslos
ausdrucksvoll
ausgeglichen
ausgeruht
ausgetrocknet

B
bärtig
bedrohlich
bedrückt
begeistert
berechnend
besorgt
bewegt
bissig
bittend
blaß
blöd
bösartig
böse
boshaft
brutal
beschämt

C
charmant
cool

D
dankbar
demütig
deprimiert
derb
desinteressiert
dramatisch
drohend
dümmlich
dumm

E
eingefallen
empört
entschlossen
entsetzt
entspannt
entstellt
enttäuscht
entzerrt
erfreut
erholt
ernst
erschöpft
erschreckt
erschrocken
erstaunt
erwartungsvoll

F
falsch
faltig
fiebrig
flehend
fordernd
fragend
frech
freudig
freundlich

frisch
fröhlich
froh

G
gebrochen
gedankenversunken
gehässig
geistesabwesend
gelangweilt
gelöst
genußlos
gequält
gereizt
gespannt
gestreßt
gierig
giftig
gleichgültig
glotzend
glücklich
grantig
greisenhaft
griesgrämig
grimmig
grinsend
grübelnd

H
hämisch
hart
heiter
hektisch
herablassend
herausfordernd
herzlich
high
hilflos
hinterlistig
hochmütig
hochnäsig
hölzern
hoffend
hohlwangig
hungrig

I
in sich gekehrt
interessiert
ironisch

K
kachektisch
kalt
keß
kindlich
klar
kokett
konzentriert
kritisch

L
lachend
lächelnd
läppisch
lebendig
lebhaft
leer
leidend
lethargisch
leuchtend
liebevoll
lieblich
listig
lustig
lustlos

M
markant
maskenhaft
melancholisch
mild
mißmutig
mitleidig
müde
mürrisch
mütterlich
muffig

N
nachdenklich
naiv
neckisch
nervös
nett
neugierig
niedergeschlagen

O
offen

P
pausbäckig
pessimistisch
pfiffig
prüfend

R
ratlos
runzelig

S
satt
schalkhaft
schmachtend
schmerzverzerrt
schmollend
schmunzelnd
schnippisch
schockiert
schüchtern
schuldbewußt
schwachsinnig
selbstbewußt
selbstzufrieden
senil
sensationslüstern
siegesbewußt
sinnlich
skeptisch
sonnig
sorgenvoll
spitzbübisch
spöttisch
starr
staunend
stechend
störrisch
stolz
strafend
strahlend
streng
stumpfsinnig
stur

T
teilnahmslos
traurig
triumphierend
trotzig

U
überheblich
überlegen
überlegend
übernächtigt
überrascht
überspannt
unbeweglich
unbewegt
unfreundlich
ungläubig
uninteressiert
unnahbar
unnatürlich
unruhig
unschuldig
unsicher
unzufrieden

V
väterlich
verbiestert
verbissen
verbittert
verführerisch
vergammelt
vergrämt
verhärmt
verhalten
verheult
verinnerlicht
verklärt
verklemmt
verkniffen
verkrampft
verlebt
verlegen
verletzt
verliebt
verschlafen
verschlagen
verschlossen
verschmitzt
verschnupft
verschreckt
verschwollen
versoffen
versonnen
verspannt
versteinert
verstört
verträumt
vertraut
verwirrt
verzerrt
verzweifelt

W
wächsern
wahnhaft

weich
weinerlich
witzig
würdevoll
wütend

Z
zerfallen
zornig
zufrieden
zutraulich

zuversichtlich
zweifelnd
zwinkernd
zyanotisch
zynisch

Besonderheiten des Gesichtsausdruckes

Beobachtung:	kann auftreten bei:
vom Aussehen und der Mimik ausgehend:	
Backenknochen stark hervortretend, herabgezogene Nasenflügel, gerunzelte Stirn	- Facies ovarica bei Eierstocktumoren
Fettglanz des Gesichtes	- Enzephalitis epidemica - Parkinsonismus - Seborrhoe oleose
gedunsenes, müdes Aussehen, geschwollene Augenlider, feuchte glänzende Augen bei Kindern	- Keuchhusten
Greisengesicht bei Kleinkindern	- schwere Darmstörungen
Lachen, krampfhaft, explosionsartig, mit gesteigerten Bewegungen der mimischen Muskulatur	- Pseudobulbärparalyse
maskenartiger Ausdruck, dicke Lippen, halbgeöffneter Mund, Unfähigkeit die Stirn zu runzeln oder die Augen zu schließen oder zu pfeifen	- beidseitige Fazialislähmung - progressive Muskelatrophie

Beobachtung:	kann auftreten bei:
Maskengesicht (fehlende Mimik, fehlende Mitbewegung der Arme, Schlurfen beim Gehen, seltener Lidschlag, bei starker Ausprägung Fehlen der Bewegungen einschließlich Schlucken oder Sprechen, Blickbewegungen erhalten)	– Akinesie – Parkinson-Syndrom – Sklerodermie – Stirnhirnerkrankung – Wilson-Krankheit – zerebellare Ataxie
schlaffer, blöder Ausdruck (Paralytikergesicht)	– Paralyse
schlaffe, fehlende, ausdruckslose Mimik	– beidseitige Fazialislähmung
schmetterlingsförmig ausgebreitete Rötung, Schwellung, Schuppung im Gesicht	– Erythematodes
Starre der Gesichtsmuskulatur, verbunden mit Kieferklemme, die den Mund zu einem Ausdruck wie beim Lachen verzerrt	– Risus sardonicus bei Tetanus
spitzes, verfallenes Aussehen	– Cholera – zehrende Krankheitsbilder

verfallenes Aussehen, spitze Nase, eingesunkene Augen, kalter Schweiß	– Facies hippocratica bei:
	  – akuter Peritonitis
	  – kurz vor dem Tode

Verziehen des Gesichtes in die Breite	– Lähmung beider Fazialisnerven
Vollmondgesicht	– Cushin-Syndrom

Beobachtung:	**kann auftreten bei:**
Weinen, krampfhaft, explosionsartig, mit gesteigerten Bewegungen der mimischen Muskulatur	- Pseudobulbärparalyse
weinerlicher Gesichtsausdruck mit bläulich-rötlicher Verfärbung	- Dermatomyositis

von den Augen ausgehend:

Abstand der Pupillen vergrößert, tiefliegende Augen, Mongolenfalte, antimongoloide Augenstellung	- Cri-du-chat-Syndrom
geschwollene Augenlider, gedunsenes, müdes Aussehen, feuchte glänzende Augen bei Kindern	- Keuchhusten
tiefliegende, halonierte Augen, spitze, kalte Nase, livide Verfärbung des Gesichtes, (blasse, kalte Extremitäten)	- Facies abdominalis bei Peritonitis
Augenzwinkern, Mundverzerren, Zungenschnalzen	- Tourette-Syndrom

von der Mundpartie ausgehend:

Blässe des Kinn-Mund-Dreieckes, scharf abgegrenzt, gleichmäßige Rötung der Wangen	- Scharlach

Beobachtung:	kann auftreten bei:
Herabhängen des Mundwinkels, Verstreichen der Nasolabialfalte, Runzelung der Stirn, Augenschluß, Herabhängen des Unterlides, dadurch Erweiterung der Lidspalte	– Fazialisparese
zum **Lachen verzogener Mund** bei sonstiger Starre des Gesichtes	– Tetanus
offen stehender Mund bei Kindern, der Eindruck verminderter Intelligenz vermittelt, leichter Exophthalmus, gedrängt und schief stehende Schneidezähne, blasse Gesichtshaut	– Adenoide Vegetationen – Heuschnupfen
rhythmisches Herausstrecken und Zurückziehen der Zunge	– extrapyramidale Paroxysmen
rüsselartiges Vorschieben des Mundes	– Tetanie
Verzerren des Mundes, Augenzwinkern, Zungenschnalzen	– Tourette-Syndrom
übermäßig weites Öffnen des Mundes beim Ausstrecken der Zunge, Lider und Augen werden gehoben	– Chorea
Zungenschnalzen, Augenzwinkern, Mundverzerren	– Tourette-Syndrom

Beobachtung:	**kann auftreten bei:**
von der Nasenpartie ausgehend:	
heftige **Bewegungen der Nasenflügel** bei der Atmung	– Atemnot – bei kleinen Kindern Lungenentzündung
Herabziehen der Nasenflügel, Hervortreten der Backenknochen, Runzelung der Stirn	– Facies ovarica bei Eierstocktumoren
Nasolabialfalte tief eingeprägt	– Magenleiden
sattelförmig eingesunkene Nase („Sattelnase“)	– Lues – stumpfe Gewalteinwirkung
spitze, „abgegriffen“ aussehende Nase, verengte Mundöffnung, radiäre Falten mit Teleangiektasien (Maskengesicht)	– Sklerodermia diffusa seu progressiva
spitze, kalte Nase, tiefliegende halonierte Augen, livide Verfärbung des Gesichtes (blasse, kalte Extremitäten)	– Facies abdominalis bei Peritonitis
von der Stirnpartie ausgehend:	
Runzelung der Stirn, Hervortreten der Backenknochen, Herabziehung der Nasenflügel	– Facies ovarica bei Eierstocktumoren
Runzelung der Stirn, Augenschluß, Herabhängen des Unterlides, dadurch Erweiterung der Lidspalte, Herabhängen des Mundwinkels, Verstreichen der Nasolabialfalte	– Fazialisparese

Beobachtung:	kann auftreten bei:
annähernd **rechtwinklige Stirn**, vorspringend	– Rachitis
stark ausgebildete Stirn durch gleichzeitige Vorwölbung der seitlichen Schädelteile und Kleinheit des Unterkiefers	– konnatale Syphilis

10. Gestik

Vorbemerkungen:

Unsere Sprache und Unterhaltung, unser Kommunikationsvermögen, besteht nicht nur aus verbaler Form, sondern lebt auch von der Bewegung der Gesichtsmuskulatur und von der Bewegung des Körpers, besonders der Arme, also der Gestik.

Man kann einerseits grob eine sogenannte „laute" Gestik, also sehr deutliche Bewegungen, unterscheiden und andererseits die sogenannte „leise", also sehr zurückhaltende, Gestik.

Andere Eigenschaftswörter, mit der sich Gestik insgesamt beschreiben läßt, sind:

- anmutig
- eckig
- gehemmt
- harmonisch
- hastig
- lebhaft
- unharmonisch.

Die Art und besondere Form der Bewegungen von Fingern und Armen lassen den aufmerksamen Beobachter schon oft Rückschlüsse auf organische und anorganische Erkrankungen ziehen oder zeigen zumindest Verdachtsmomente auf.

Besonderheiten der Gestik

Beobachtung:	kann auftreten bei:
ausgehend von Bewegungen allgemein	
Bewegungsabnormitäten, langsam bizarr, geschraubt, zum Teil überdehnt bei willkürlichen motorischen Handlungen	– zerebrale Lähmung nach Apoplexie – zerebrale Kinderlähmung
Bewegungslosigkeit	– depressorische oder halluzinatorische Psychosen
Bremsung von Bewegungen, ganz plötzlich oder **vorzeitige Beendigung** einer Bewegung	– Kleinhirnerkrankungen
Kontraktionen einzelner, wechselnder Muskeln oder Muskelgruppen, schnell, unwillkürlich	– Chorea
verlangsamte Bewegungen	– Parkinsonismus
zwecklose Wiederholung bestimmter Bewegungen	– Schizophrenie
ausgehend von Finger- und Handbewegungen	
Beugung und Streckung der Finger kann unmöglich schnell und abwechselnd durchgeführt werden	– Hinterstrangaffektionen des Nervensystems – Kleinhirnerkrankungen

Beobachtung:	kann auftreten bei:
Münzenzählertremor	- Parkinsonismus
Pillendrehertremor	- Parkinsonismus
ruhelose Fingerbewegungen in der Luft oder auf der Bettdecke (Flockenlesen)	- Delirium - Psychosen - Typhus abdominalis
Zwangsgreifen und **Nachgreifen**	- Bewußtseinsstörungen - Coma vigile (= Apallisches Syndrom)

ausgehend von Störungen der Koordination

Ausfall oder Störung der Koordination von Einzelmuskelbewegungen zu Handlungen	- Kleinhirnaffektionen

11. Haare

Vorbemerkungen:

Haare, besonders im Bereich des Kopfes, erfüllen eine Schutzfunktion vor Sonneneinstrahlung. Bedenkt man die leichtere Hitzschlaganfälligkeit und die erhöhte Carcinomrate der Kopfhaut bei Glatzenträgern, so erkennt man, daß der behaarte Kopf nicht nur eine Schmuckfunktion erfüllt.

Von den Störungen des Haarwuchses findet meistenteils nur der Haarausfall – einerseits als physiologische Alterserscheinung, andererseits z. B. als Nebenwirkung der Zytostatikatherapie – nähere Beachtung. Gerade der Haarausfall kann aber eine ganze Reihe von mehr oder weniger pathologischen Störungen als Hintergrund haben.

Darüber hinaus sollten aber auch sonstige Störungen, wie Wachstums-, Form- und Festigkeitsstörungen, Verfärbungen usw., in der gezielten Krankenbeobachtung mehr Aufmerksamkeit finden, um rechtzeitig „versteckte" Hinweise auf die eine oder andere Erkrankung zu finden.

Haarausfall

– je nach Krankheit bleibend oder vorübergehend –

Beobachtung:	**kann auftreten bei:**

allgemeiner Natur	– ängstlich depressive Verstimmungen
	– Akrodermatitis enteropathica
	– Allergien
	– Alopezia areata
	– Alopezia totalis
	– angeboren
	– Antihypercholesterinämika
	– Antikoagulantien
	– Arzneimittelnebenwirkungen
	– bakteriell bedingt
	– chronische Krankheiten
	– Diabetes mellitus
	– Dermatitis exfoliativa gereralisata
	– Dermatomyositis
	– Dermatosen wie:
	  – Erythematodes chronicus integumentalis
	  – Furunkel
	  – Lichen ruber follicularis
	  – Lues II
	  – Trichophytia profunda
	– Dystrophie
	– Eheschwierigkeiten
	– Eisenmangelanämie
	– Erythrodermie
	– Favus

Beobachtung:

kann auftreten bei:

- fieberhafte Infektionskrankheiten wie:
  - Grippe
  - Typhus, u.a.
- Haaranlage fehlt
- Hepatopathien
- hormonelle Störungen wie:
  - Schilddrüsenfunktionsstörungen
  - Hypophysenstörungen, u.a.
- Hypervitaminose (chronisch) von Vitamin A
- Intoxikationen wie:
  - Quecksilber
  - Thallium, u.a.
- Lastentragen auf dem Kopf
- Medikamente
- Melano-Erythrodermie
- Mucinosis follicularis
- Myxödem
- Neoplasmen
- psychisch bedingt wie:
  - ängstlich depressive Verstimmungen
  - Eheschwierigkeiten, u.a.
- Röntgenstrahlen
- Streßsituationen
- Tetanie
- Thalliumvergiftung
- Thyreostatika
- Typhus
- Verletzungen

Beobachtung:	kann auftreten bei:
	- vermehrter Haarwechsel im Frühjahr und Herbst - Vitamin A (?) - zwei bis vier Monate nach der Entbindung bei Schwangeren - Zytostatikaeinnahme (langzeitig)
Ausfall der Augenbrauen an den seitlichen Partien	- Hyperthyreose - Neurodermitis constitutionalis
altersbedingt (Beginn zwischen dem 5. und 12. Lebensjahr)	- Erbanlage (Androgenetische Alopezie beim Mann, aber auch bei der Frau – Geheimratsecken, Glatzenbildung)
mit (starken) Schmerzen	- Akrodynie - neurallergische Reaktionsbereitschaft der vegetativen Hirnstammzentren und der Haut auf Allergene (z. B. Quecksilber)
Fehlen der Achsel- und Schambehaarung	- Pseudohermaphroditismus masculinus
fehlender oder schwacher Haarwuchs – Kahlheit	- Chondro-ektodermale Dysplasie - Cronkhite-Canada-Syndrom - Fischer-Syndrom
Fehlstellung oder Ausfall der **Wimpern**	- Blepharitis squamosa oder ulcerosa

Beobachtung:	kann auftreten bei:
fleckweiser Ausfall (Kopfhaut sieht aus „wie von Motten zerfressen“)	– Lues II
käppchenförmiger, hochgradiger Ausfall um den Wirbel bei Frauen	– fast nur in Menopause
kreisrunder Ausfall an einer oder mehreren Stellen (u. U. auch am Bart)	– Allergie (?) – Alopezia areata
bis **linsengroßer, unregelmäßig begrenzter** Ausfall (bei Kindern endemisch auftretend)	– Folge von Follikulitiden (?)
kaum **münzgroß**, besonders im Scheitelgebiet (wie „Fußstapfen im Schnee“)	– Folge einer Erythematodes chronicus integomentalis – Folliculitis decalvans – Lichen ruber follicularis – zircumskripte Sklerodermie
schlangenförmig gewundener Ausfall (besonders im Nacken)	– Alopezie infolge Allergie (?)
am Stirnhaarrand Ausfall	– durch zu straffe Frisur (z. B. Pferdeschwanz)

Farbveränderungen

Beobachtung:	kann auftreten bei:
braunrote Papeln mit zentralen Pusteln um den Haarbalg	– Jodakne
grau	– Anämia perniciosa – Basedow-Krankheit – Cushing-Krankheit – O_2-Einlagerungen – Pigmentschwund im Alter
weiß	– Methionin-Malabsorption
weiße Haarstellen am Kopf und pigmentfreie, scharf begrenzte, meist größere runde oder ovale, evtl. systematisch ausgestreute Hautstellen	– Albinismus
weiße Stirnlocke	– Piebaldismus
weiße Haarsträhne über Stirnmitte	– Dyszephalodaktylie
weißblonde Kopf- und Körperhaare	– Albinismus
nicht vollständig weiß, Haut schwach pigmentiert	– Albinismus; differentialdiagnostisch bei Kindern: Phenylketonurie

sonstige Störungen

Beobachtung:	**kann auftreten bei:**
brüchig (abbrechend)	- Mikrosporie - Pityriasis rubra pilaris
Anschwellung und Einschnürungen im Abstand von 0,5 bis 1 mm abwechselnd, brechen ab, Kopf fast kahl, mit follikulären Hornkegeln bedeckt (Spindelhaare)	- kongenitale Syphilis - unregelmäßig dominant erbliche Erkrankung
Entwicklungsstörungen	- Anhidrosis hypotrichotica
dunkle **Knötchen** an Bart- und Kopfhaaren	- Trichomycosis nodosa
knotige Auflagerungen, gelb, rot die Haare umscheidend (in der Axilla)	- Trichomycosis palmellina
pinselartige Auffaserungen, Aufsplitterungen und Längsspaltungen, aussehend wie hellgraue Knötchen	- Arginin-Bernsteinsäure-Krankheit - zu häufiges Waschen und Bürsten bei Trichosporon-Infektionen - chemische und mechanische Traumatisierungen
Schlingen- und Doppelschlingenbildungen	- z. B. bei juckenden Dermatosen
Schuppenlamellen, die Kopfhaare in verschiedener Länge umscheidend, asbestartig, grauweiß, trocken	- Porrigo amiantacea

Beobachtung:	**kann auftreten bei:**
struppig	– Hypothyreose
sehr **trocken**	– verminderte Talgproduktion
vermehrte Behaarung und Bartwuchs, männlicher Behaarungstyp bei Frauen	– Arrhenoblastom – Cushing-Syndrom – Hirsutismus
Wachstumsstörungen	– Dyskeratosis congenita – ektodermale Dysplasie – Goltz-Gorlin-Syndrom

12. Haut

Vorbemerkungen:

Die Diagnostik der Hauterkrankungen gehört mit zu den schwierigsten Kapiteln der Medizin.

Mit nur wenigen Buchstaben (Primär- und ggf. Sekundär-Effloreszenzen) schreibt die Haut über 1000 Hautkrankheiten.

So wird verständlich, daß kleinste, oft nur vom Hautarzt erkennbare Unterschiede z. B. zwischen einer Fehlbildung oder einem lebensgefährlichen Prozeß (Zellnaevus – malignes Melanom) zu unterscheiden vermögen. Ggf. sind diese Unterschiede selbst unter dem Mikroskop für den Erfahrenen nicht immer einwandfrei zu klären.

Gerade das Krankenpflegepersonal weicht diesem Kapitel der Medizin, den Hautkrankheiten, gerne aus.

Hier soll der Versuch gemacht werden, das Pflegepersonal zu aktivieren, auch auf Hautveränderungen beim Patienten zu achten und eine Hinzuziehung eines Hautarztes zur Klärung des Hautbefundes in die Wege zu leiten.

Es soll auch versucht werden, eine Anregung zu geben, Abweichungen von der normalen Haut **bewußt zu sehen** und eine Klärung der Diagnose durch einen Hautarzt anzuregen; wobei man sich nicht von der Möglichkeit abschrecken lassen sollte, daß man „wegen einer Bagatelle" anregte, einen Hautarzt hinzuzuziehen. Nur dieser konnte ja feststellen, daß es sich um eine Bagatelle handelt.

In Zweifelsfällen zwischen zwei oder drei Hautkrankheiten erbringt oftmals der klinische Verlauf die Klärung; bis zu dieser wird vor die Diagnose ein *„z. B."* = **zur Beobachtung** gesetzt.

Um nicht heillose Verwirrung zu stiften, mußte versucht werden, nach einem gewissen Schema vorzugehen, das im folgenden dargestellt werden soll.

Da viele Hautkrankheiten an bevorzugten Körperstellen auftreten, beginnt die makromorphologische Beschreibung immer mit der Angabe der Lokalisation der Hautkrankheit: „Im Bereich von ...“. Daher bietet sich eine Gliederung des Kapitels nach **Körperregionen** an.

Eine Untergliederung nach **Farb-** und **Oberflächenveränderungen** wurde weiterhin vorgenommen.

Gliederung nach Regionen:

- Kopf und Hals
- Rumpf (Vorder-, Rückseite, Axillen, Schweißrinnen, Gesäß, Analbereich)
- obere Extremitäten (Ober- und Unterarme, Hand und Finger)
- untere Extremitäten (Ober- und Unterschenkel, Füße und Zehen)

Es handelt sich hier verständlicherweise nicht um ein Nachschlagewerk dermatologischer Differentialdiagnostik, sondern nur um eine Hilfe für das Pflegepersonal, Hautveränderungen **bewußt** sehen zu lernen und dadurch Patienten und ggf. den Arzt auf Hautveränderungen aufmerksam zu machen, die vom Patienten als völlig bedeutungslos beurteilt werden, es aber nicht sind.

Zum besseren Verständnis dermatologischer Nomenklatur sei noch auf die Primär- und Sekundär-Effloreszenzen nebst Erläuterungen der dermatologischen Fachbegriffe auf den folgenden Seiten (124 bis 129) hingewiesen.

Einteilung der Effloreszenzen (Hautblüten)

Primär

(unmittelbar durch die Krankheit hervorgerufen)

Macula	**alleinige Farbänderung** der Haut: rot, braun usw.
Papula	**Knötchen:** Substanzvermehrung der Haut bis Erbsengröße
Nodus	**Knoten:** Substanzvermehrung ab Haselnußgröße und darüber
Phyma	**Knolle**
Urtica	**Quaddel:** Flüssigkeitseinlagerung in die Lederhaut; (z. B. bei Nesselsucht, Bienenstich; kann innerhalb von Minuten oder Stunden kommen und erscheinungsfrei gehen)
Vesicula	**Bläschen:** bis Glasstecknadelkopfgröße. wasserklar

Sekundär

(entwickeln sich im Anschluß an primäre Effloreszenzen)

Atrophia	Hautverdünnung
Cicatrix	Narbe
Crusta	Kruste
Erosio	Epitheldefekt
Exkoriatio	oberflächlicher Lederhautdefekt
Fissura	Riß
Nekrose	abgestorbenes Gewebe
Rhagade	tiefreichender Riß
Squama	Schuppe
Ulcus	Geschwür; tiefer cutaner bis subcutaner Hautdefekt

Primär (unmittelbar durch die Krankheit hervorgerufen)		*Sekundär* (entwickeln sich im Anschluß an primäre Effloreszenzen)
Bulla	**Blase:** ab Erbsengröße und darüber; sonst siehe Vesicula	
Pustula	**Eiterbläschen:** gelblich-trüb oder weiß	
Cystis	**Zyste:** sackartige Geschwulst mit dünn- oder dickflüssigem Inhalt	

Ausgewählte Worterklärungen

Angiom	gut- oder bösartige Neubildung des Gefäßsystems
Atrophie	Rückbildung primär normal entwickelter und normal großer Organe; z.B. Hautatrophie: Verdünnung der Haut
Bulla (Blase)	ein über das Hautniveau erhabener, mit Flüssigkeit gefüllter Hohlraum in der Mindestgröße einer Erbse; darunter Vesicula (siehe dort)
Effloreszenz	krankhafte Hautveränderung, „Hautblüte", ohne genaue Zuordnung zur Gestalt der Hautveränderung (nähere Aufschlüsselung siehe Seite 124f.)
Ekzem	Juckflechte; Ekzeme können sehr vielgestaltig sein; siehe auch „Exanthem"
Enanthem	Ausschlag im Bereich der Schleimhaut; siehe auch „Exanthem"
Erosion	sekundäre Effloreszenz (siehe auch Seite 124); sich oberflächlich abspielend oder bis in die Keimschicht des Epithels reichend; geht mit Gewebsverlust der Haut einher, näßt und heilt ohne Narben ab
Erythem	entzündliche Rötung der Haut infolge Hyperämie; verschwindet auf Fingerdruck
Exanthem	Ausschlag im Bereich der Haut
Follikel	Talgdrüsenfollikel, Haarfollikel, Schweißdrüsenfollikel

Gangrän	nekrotisches Gewebe, völliges Zugrundegehen des normalen Gewebes; *Unterscheide:* trockene Gangrän feuchte Gangrän (akut – lebensbedrohend!)
Granulationsgewebe	bei offener Wundheilung sich bildendes weiches, gefäßreiches, sattrotes Bindegewebe
Granulom	entzündliche Reaktion der Haut auf Fremdkörper, „Fremdkörpergranulom"; bei Tuberkelbakterien – „tuberkulöses Granulom" usw.
Hyperkeratose	Verdickung der Hornschicht der Haut; siehe auch „Schwiele"
Hyperpigmentierung	verstärkte Braunfärbung der Haut
Infiltrat	Einlagerung von Entzündungs- oder Tumorzellen in das Gewebe
Komedo **Komedonen**	„Mitesser" (dunkle und helle: bei Akne)
Kondylome	warzige Wucherungen im Genitalbereich; siehe auch: Condylomata acuminata (Viren), Condylomata lata (Lues II)
Lichen	kleinknotiges Exanthem (siehe auch dort)
livid	rötlich-bläulich
Naevus	Mal, Muttermal; oft aber erst in der Kindheit in Erscheinung tretende Fehlbildung der Haut
Papel (Papula)	bis erbsengroßes Knötchen, das die Haut überragen kann oder in der Haut nur tastbar liegt; Primäreffloreszenz (siehe Seite 124 f.)

Pigmente	Farbstoffe in der Haut a) endogene, z. B. Melanin, Lipofuszin, Haemosiderin usw. b) exogen, z. B. unfallbedingt oder gewollt (Tätowierung), Einsprengung von farbigen Teilchen (Schmutz, Tusche usw.)
Pityriasis	kleieförmige Schuppung
Plaque	umschriebene, flach erhabene, „plattenartige“ Hautveränderungen
pruriginös	juckender Ausschlag, bestehend aus aufgekratzten Knötchen
psoriasiform	Schuppenflechte-ähnlich
Pustel	ein mit Eiter (Entzündungszellen) gefülltes Bläschen, oft follikulär (siehe „Follikel“) sitzend; Primäreffloreszenz (siehe auch Seite 125)
Quaddel	Serum in der Lederhaut bewirkt eine Erhabenheit (stark juckend) der Haut (siehe Nesselsucht), wobei die Veränderungen nur kurzzeitig bestehen bleiben (Minuten bis Stunden)
Rhagaden	Schrunden; kleine, oft sehr schmerzhafte Spalten in der Haut, Lidwinkel, Lippen, After, Brustwarzen, Finger usw.
Schuppe	aus der Hornschicht bestehende sichtbare Ablösung von Teilen der Hornschicht (z. B. kleieförmige, plättchenförmige, blätterförmige, schildchenförmige)
Schwiele	Verdickung der Hornschicht der Haut durch ständigen Druck
serpiginös	girlandenförmig, schlangenförmig, bogenförmig

solitär	einzeln stehend
sukulent	dickflüssig, nässend
Teleangiektasie	bleibende Erweiterung der Kapillaren
Tumor	gut, halb bösartige oder bösartige Wucherung an umschriebener Stelle
Urtika	Quaddel; beetartige, rote oder blasse (dann mit einem roten Hof umgebene) linsen- bis fünfmarkstückgroße Erhebungen der Haut; siehe auch „Quaddel"; Primäreffloreszenz (siehe auch Seite 124)
Verruca	Warze
verrukös	warzenförmig, warzig
Vesicula	mit Flüssigkeit gefüllte Bläschen bis Erbsengröße; siehe auch „Bulla"; Primäreffloreszens (siehe auch Seite 125)
Warze	siehe: „Verruca"
Zyste	durch eine Kapsel umschlossene ein- oder mehrkammerige, sackartige Geschwulst mit dünn- oder dickflüssigem, teils talgigem Inhalt

Teil I: gesamte Haut

I a): reine Farbänderungen (Flecke, Maculae)

Vorbemerkungen:

Einige Krankheiten machen sich im Bereich der Haut durch reine Farbveränderungen bemerkbar.

Geordnet nach Farbtönen der Haut (alphabetische Anordnung):

Beobachtung:	**kann auftreten bei:**
die Haut erscheint	
blaßfahl	- Bleivergiftung - Eisenmangelanämie - Hypotonie - Neurodermitis constitutionalis
blau und aufgedunsen	- schwere Verlaufsform einer chronisch-obstruktiven Bronchitis
Blauverfärbung, ausgeprägt	- angeborene Herzfehler - Herzinfarkt - Vergiftungen
bläuliche Verfärbung von Haut und/oder Schleimhäuten	- Ablagerung von körperfremden Stoffen in der Haut - Hämochromatose - Hyperthyreose - Tumorkachexie - Vitaminmangelerkrankungen

Beobachtung:	**kann auftreten bei:**
die Haut erscheint	
bläulich-rötliche, netzförmige Zeichnungen	- Cutis marmorata (Kältemarmorierung) - Livedo racemosa - Livedo reticularis
braun, netzförmig, grobmaschig	- chronische Wärmeeinwirkung durch Heizkissen, Heißluftkasten usw.
braungraue Pigmentierung	- Hämochromatose
bronzeartig	- Addison-Krankheit - Auriasis
gelb(braun)	- Leberzirrhose
gelb oder **ockerbraun**	- Gaucher-Krankheit
gelb(lich)	- Choledochuszyste - Cholezystitis - Ikterus
gelblich, leicht	- Autoimmunhämolytische Anämie mit inkompletten Wärmeantikörpern (chronische Form) - Borrellosen
gelblich, schuppend	- Hypervitaminose von Vitamin A
gelblich, trocken, ödematös	- Myxödem
graubraun, bis schwärzlich	- Ichthyosis - Pityriasis versicolor

Beobachtung:	**kann auftreten bei:**
die Haut erscheint	
hellrosa farbig	– Albinismus
hellroter, nicht schuppender, nicht erhabener, in Tagen peripher wachsender Ring mit zentral gesunder Haut	– Erythema chronicum migrans
Hyperpigmentierungen, manchmal mit Bläschenbildung, streifenförmig	– Lichtdermatosen – Porphyrie – Zustand nach Hautkrankheiten
marmoriert, kalt, große Schmerzen	– arterieller Verschluß
Pigmentverlust, fleckförmig	– Lepra – Lues II – Neuritis – Neurodermitis – Tabes
Rötung, kleinflächig, auf Druck verschwindend	– Roseola bei: – Syphilis II – Typhus
schiefergrau	– Ablagerung von Silberionen nach innerlicher Anwendung silberionenhaltiger Medikamente
weiße Flecken bei ansonsten gesunder, normal gefärbter Haut	– Pseudoleukoderm

Beobachtung:	**kann auftreten bei:**
die Haut erscheint	
weiße Flecken, scharf begrenzt, oval, evtl. systematisch ausgestreute Flecken, am Kopf weiße Haarstellen	– Albinismus
Zyanose	– Anilinvergiftung (chronisch) – Sauerstoffmangel (chronisch)

Teil I: gesamte Haut

I b) Substanzvermehrung (maculo-papulös)

Vorbemerkungen:

Eine Reihe von Erscheinungsbildern auf der Haut lassen sich nicht auf ganz bestimmte Körperregionen begrenzen, sondern treten mehr oder weniger an der gesamten Haut in Erscheinung.

Beobachtung:	kann auftreten bei:
atrophische Gebiete und Fettgewebshernien, herdförmig, buntscheckige Veränderungen	– Goltz-Gorlin Syndrom
Blasen, gruppiert, aufsitzend, auf gerötetem Grund	– Zoster
Blasen, nicht selten hämorrhagisch, häufig unregelmäßig gestaltet, gruppiert, prall, subepithelial	– bullöses Pemphigoid
blasige Ablösung der Epidermis, ausgedehnt, sieht dann grauweiß wie verbrüht aus, schmerzende Erosionen	– Lyell-Syndrom
Blutungen der Haut und Schleimhaut, bläulich-gelb-grün-bräunlich, flächenhaft, asymmetrisch verteilt	– hämorrhagische Diathese besonders Thrombozytopenie

Beobachtung:	kann auftreten bei:
Ekzeme, Kratzstriemen, helle Närbchen, schmutzigbraune Verfärbung	– Cutis vagantium
Erhebungen, rot oder blaß (dann mit einem Hof umgeben), linsen- bis fünfmarkstückgroß, beetartig	– Urtika
Fleck, braun, beständig, linsengroß, rundlich oder oval	– Leberfleck
Flecken, hellbraun, solitär auftretend, ovalär, münzengroß oder größer, mit kleinen dunkelbraunen Flecken übersät	– Naevus spilus
Flecke, mit hellrotem Rand, 10 mm breit, ring-, bogenförmig oder polyzyklisch, Rand leicht erhaben	– Erythema anulare centrifugum
Fleck, milchkaffeefarben	– Neurofibromatose
Flecke, anfangs rötlich und später weiß, rundlich oder oval, bis markstückgroß, mit verdünnter zigarettenpapierartiger Haut	– Anetodermie
Flecken, rot, oft mit zentralen kleinen Papeln, unregelmäßig geformt	– Exanthem
Geschwüre, rot, granulierend, erbsen- bis nußgroß, pilzartig gestielt	– Botryomykose

Beobachtung:	kann auftreten bei:
Geschwulst, dunkelrot, weich, langsam aber stetig wachsend	– malignes Hämangioendotheliom
Infiltrate, rot bis blaurot, selten ulzerierend, knoten- oder plättchenförmig, einzeln	– Vasculitis allergica profunda
Kalkablagerungen, in Form von plattenartigen Einlagerungen oder Knoten	– Calcinosis metastatica
Knötchen, blaurot, hanfkorngroß, mit einer Kruste bedeckt, mit runden, näpfchenförmigen Narben abheilend	– Tuberculosis cutis papulonecrotica
Knötchen mit zerklüfteten graubraunen Hornmassen im Zentrum, regellos angeordnet, bis linsengroß (bei Entfernung bleibt schüsselförmige, oft nässende Vertiefung übrig)	– Hyperkeratosis follicularis et parafollicularis in cutem penetrans
Naevus, braun, mit darumliegendem weißem depigmentiertem Hof	– Leukoderma acquisitum centrifugum Sutton
Oberflächenrelief vergröbert, düsterrot, später anthrazitähnliche Verfärbung der Haut mit pigmentlosen Inseln, starker Juckreiz	– Melano-Erythrodermie

Beobachtung:	kann auftreten bei:
Ödeme im Wundbereich, gelbbraune bis blauschwarze Färbung im Wundbereich, plötzlich sich verstärkender Wundschmerz, trübbraune bis blutige Absonderungen und Gasentwicklung	– Gasödemerkrankung
Papeln, zum Teil hämorrhagisch, stecknadelkopfgroß	– Tuberculosis cutis miliaris
papillomatöse, granulomatöse Hautveränderungen oder chronisch ulzerierend	– Chromomykose
Plaques, rot, oft mit Bläschen, Pusteln und Krusten, münzförmig, scharf begrenzt, schuppend, juckend	– nummuläres Ekzem
Pustelbildung, knotenförmig	– Pustulosis varioliformis acuta
Quaddeln, schubweise aufschießend, stark juckend	– Urtikaria
Quaddelleisten nach Streichen der Haut	– bei überempfindlichem Gefäßnervensystem
Schildchen, im Zentrum festsitzend, sich von außen her ablösend, rundlich bis viereckig, linsengroß oder größer	– Ichthyosiforme Schuppung
Schuppung, pulverartig, sehr trockene Haut	– Ichthyosis simplex

Beobachtung:	kann auftreten bei:
Schuppung, ödematöse, Schwellung der gesamten Haut, Rötung, Spannungsgefühl, Frösteln, oft mit Juckreiz	- Erythrodermie
Streifen, blaurot, netzförmig	- bei Abkühlung der Haut
Streifenbildung, livide, baum- und rankenförmig	- Endangiitis obliterans - Hypertonie - Periarteriitis nodosa
Tumor, bläulich durch die Oberhaut schimmernd, wenig prominent, oft eindrückbar	- Hämangioma subcutaneum
Tumor, braunblauschwarz, mehr oder weniger rundlich	- noduläres Melanom
Tumor, dunkel- bis blaurot, kugelig, prominent, eindrückbar	- Hämangioma tubero-nodosum
warziger Herd, von bläulichrotem entzündlichem Saum umgeben	- Tuberculosis verrucosa cutis
warzenartige Gebilde, gelbbräunlich, oft mit linearer Anordnung	- Naevus verrucosus

Teil IIa: Kopfbereich und Hals

Beobachtung von	bevorzugt im Bereich von	mögliche Hautkrankheit
Bläschen, rot, scheibenförmig, ödematös, zuweilen vesikulös und pustulös, oft schmerzend, immer mit Fieber und Leukozytose einhergehend	– Gesicht – Hals – Extremitäten	– Sweet-Syndrom (akute febrile neutrophile Dermatose)
Blasen, am Rand hellrot, kokardenartig, rund, scheibchenförmig, im Zentrum bläulich	– Gesicht – Hals – Unterarm-Streckseite – Handrücken	– Erythema exsudativum multiforme
Effloreszenzen, hellrot, rund bis oval, gering erhaben, mit der Längsachse in Richtung der Spaltlinien der Haut gelegene Herde, mit gelblichem Zentrum, da von einer nach innen gerichteten Schuppenkrause und außen von einem roten Saum umgeben, beginnend mit einem großen Herd	– Hals – Stamm – Arme – Oberschenkel	– Pityriasis rosea

Beobachtung von	bevorzugt im Bereich von	mögliche Hautkrankheit
Elemente, porzellanweiß, rundlich, linsengroß, atrophisch erscheinend, zu größeren Herden konfluierend, oft follikuläre Hyperkeratosen	– Nacken – Rückenbereich – Genitale	– Lichen sclerosus et atrophicus
Erytheme und Erosionen mit Satelliten, begrenzt von einem polyzyklischen Saum, mit nach innen gerichteter weißlicher Schuppung und Satellitenherden in der Umgebung	– Mundwinkel – Mundschleimhaut – Achsel – Submammär – Zwischenfingerpartien – Leistenbeuge und Analfalte – Nägel – Urethra	– Candida-Infektion
Erytheme, lividrötlich, ödematös, porzellanartige Atrophien, Teleangiektasien, Hyper- und Depigmentierungen, rötliche lichenoide Papeln	– Gesicht (weinerlicher Gesichtsausdruck) – Halsdreieck – Nacken – Ellbogen – dorsale Fingergrundgelenke – Knie	– Dermatomyositis

Flecken, braun, linsen- bis talergroß	– Gesicht – Unterarm-Streckseiten – Handrücken	– Lentigo solaris (Lentigo senilis)
Flecken, hellbraun, münzgroß oder größer, solitär auftretend, ovalär, mit kleinen dunkelbraunen Flecken übersät	– Gesicht	– Naevi spili bei Bloom-Syndrom
Fleck, ungleichmäßig braun pigmentiert, teils hell-, teils dunkelbraun bis schwärzlich, bis über fünfmarkstückgroß, rundlich oder polyzyklisch begrenzt, langsam größer werdend	– Gesicht – unbedeckte Körperstellen	– Melanosis circumscripta praeblastomatosa Dubreuilh (bei älteren Menschen; Vorstufe Melanom)
Flecken, homogen gelblichbraun, scharf, aber unregelmäßig begrenzt	– Stirn – Wange – Kinn	– Chloasma uterinum
Flecken, hell bis dunkelrot, bestehend aus Kapillargefäßen, die als solche erkennbar sind, verschiedener Größe, oft bizarr konfiguriert	– Gesicht – Nacken – Extremitäten	– Naevus flammeus
Flecken, rötlich, unter 1 mm Durchmesser, follikulär bis diffus, sich fußwärts ausbreitend	– Gesicht – Wangen – Brustgegend	– Scharlach

Beobachtung von	bevorzugt im Bereich von	mögliche Hautkrankheit
Flecken, rosarot, klein, wenig erhaben, mit hellem anämischem Hof, nicht konfluierend; rötlichbraunes Exanthem	– im Gesicht beginnend und auf den Rumpf übergehend	– Röteln
Flecken, rot, linsengroß, die sich in Papeln umwandeln und in zentral gedellte Bläschen und später in Pusteln; nach 1–2 Tagen mit gelbbräunlicher Kruste bedeckt; zuweilen juckendes Exanthem mit polymorphem Bild	– Gesicht – behaarter Kopfbereich – Mundschleimhaut – Stamm	– Windpocken
Flecken, rot, rund, scharf begrenzt, randbetont, oft im Zentrum abheilend und randwärts weiterwandernd, juckende Schuppen	– Gesicht – Stamm	– Tinea trichophytica superficialis
Flecken, mit wachsartigem derbem Zentrum, rundlich, oft Hyper- und Depigmentierungen und blauvioletter Saum, sich langsam peripher ausdehnend	– Stirn – Rumpf – Extremitäten	– Sklerodermia circumscripta

Flecken, weiß	– Hals – Schultern	– abgelaufene Sekundärsyphilis
Flecken, weiß, mit hyperpigmentiertem Rand	– Gesicht – behaarter Kopfbereich – Genitalbereich – Perianalbereich – Hände	– Vitiligo
Geschwür, scharfrandig, derb	– Gesicht	– ulceriertes Basaliom – ulceriertes Spinaliom
Geschwülstchen, hanfkorn- bis erbsengroß, derb, im Zentrum eine Delle zeigend	– Gesicht – Lider – Stamm – Genitalbereich	– Molluscum contagiosum
Hyperkeratose, tierhornartig	– Gesicht – Finger	– Cornu cutaneum (meist Carcinom darunter!)

Beobachtung von	bevorzugt im Bereich von	mögliche Hautkrankheit
Hyperkeratosen, rot, münzengroß, rund, scharf begrenzt, besonders am Rand infiltriert, oft schon bei geringer Berührung schmerzend, Hyperkeratosen follikulär (Tapeziernägelphänomen: dornartige Fortsätze an der Unterfläche größerer Schuppen), evtl. narbige Atrophie im Zentrum der Herde, Hyper- und Depigmentierungen, Gefäßerweiterungen und punktförmige Blutungen besonders am Rand	– Gesicht – behaarter Kopf – Mundschleimhaut – Lippen	– Erythematodes chronicus integumentalis
Infiltrate, blaurot, bretthart, wulstförmig, mit Abszeß- und Fistelbildung	– Wange – Hals	– Aktinomykose
Infiltrationen, blaubräunlich bis rötlich, gering über die Haut hervorragend, diffus	– Gesicht	– Lymphadenosis cutis benigne
Knötchen, blaurot, bis hanfkorngroß, vorwiegend follikulär	– Gesicht	– Tuberculosis lupoides miliaris disseminata faciei

Knötchen, blauschwarz, bis linsengroß, rundlich	– Kopf – Handrücken – Fußrücken	– Naevus coeruleus
Knötchen, bräunlich, mit Neigung zur Gruppierung, papillomatöse Wucherungen, bis linsengroß, krustös-keratotisch	– Kopf – Gesicht – Axillen – Schweißrinnen – Leistenbeugen	– Morbus Darier
Knötchen, blaßgelb, halbkugelig, in symmetrischer Aussaat	– Gesicht – Nasen-Wangen-Falte	– Tricho-Epitheliom
Knötchen, gelblich, zentral gedellt, oft multipel, bei älteren Menschen mit Seborrhoe	– Gesicht – Schläfe – Wange	– senile Talgdrüsenhyperplasie
Knötchen, hautfarben bis blaßgelb, oder plättchenförmige Einlagerungen	– Gesicht – Mundschleimhaut – Hals – Nacken – Kehlkopf	– Hyalinosis cutis et mucosa
Knötchen, hautfarben bis schmutzig-grau, bis erbsengroß, hart mit zerklüfteter Oberfläche, halbkugelig	– Gesicht – Hals – Hände – selten Fußsohle	– Verrucae vulgaris

Beobachtung von	bevorzugt im Bereich von	mögliche Hautkrankheit
Knötchen, rot-gelblich, bis hirsekorngroß, weich, symmetrisch angeordnet	– Wangen – Nase – Kinn	– Morbus Bournville-Pringle (Adenoma sebaceum bei M. B.-P.)
Knötchen, gerötet, mit zentraler von einem Haar durchbohrter Pustel, schmerzhaft	– behaarter Gesichtsbereich	– Follikulitis simplex (Staphylokokken-Infekt)
Knoten, hautfarben bis leicht rötlich, halbkugelig, Oberfläche kraterförmig eingesenkt und von Hornpfropf ausgefüllt	– Gesicht – Handrücken	– Kerato-Akonthom
Knoten, rot, entzündlich gerötet, bis walnußgroß, mit zentralem Eiterpfropf und starken Ödemen	– behaarte Körperteile	– Furunkel
Knoten, meist fistelnd und hirnwindungsähnliche Wülste mit glatter, gespannter, oft haarloser Haut bei Männern	– Kopf	– Perifolliculitis et Perifolliculitis capitis abscendens et suffodiens
Knoten, kirschkerngroß, zuweilen atrophisch werdend, solitär und multipel auftretend	– Gesicht – Stamm – Extremitäten	– Amyloidosis cutis nodularis

Neubildung, bläulich-rötlich, etwas über Hautniveau erhaben, feinhöckerig, bei sehr oberflächlichem Sitz himbeerartig gefurcht, meist nicht größer im Durchmesser als 4 cm, solitär oder multipel auftretend	– Gesicht – Rumpf	– Hämangioma planotuberosum
Papeln, blaßrot, oft eine gelbliche Spitze aufweisend, stecknadelkopfgroß, gruppiert, häufig auf gerötetem, leicht schuppendem Grund stehend	– Stirn – Lider – Wange – Nasolabialfalte	– Rosacea-artige Dermatitis
Papeln, gelblich, flach, streifenförmig	– Halsseiten – Mundschleimhaut – große Beugen – Genitalschleimhaut	– Grönblad-Strandberg-Syndrom
Papeln, gelblich, linsengroß	– Hals – Vorderseite Stamm	– eruptive Hidradenome
Papeln, rot, linsengroß, mit zentraler gelblich-bräunlicher bis düsterroter Nekrose, nicht immer juckend	– Axilla – Gesäß – Genitalregion	– Hidradenitis suppurativa-artige Hautveränderungen

Beobachtung von	bevorzugt im Bereich von	mögliche Hautkrankheit
Papeln, bis handtellergroß, rundlich oder streifenförmig, zuweilen depigmentierte Herde, in der Umgebung oft glänzende Einzelknötchen, manchmal mit brauner Zone umgeben, stark juckende flache Papeln	– Nacken – Vulva – Skrotum – Unterschenkel-Streckseiten	– Lichen simplex chronicus Vidal
Papeln, kegelförmig und warzige Läsionen	– Gesicht – Hände	– Cowden-Syndrom
Papeln, klein, weiß durch Hervortreten der Talgdrüsen	– Hals	– Cutis linearis punctata colli
Papeln, ringförmig oder serpiginös angeordnet, bis linsengroß, verrukös	– Hals – Nacken	– Keratosis follicularis serpiginosa Lutz
Papeln und **Pusteln**, follikulär	– an Nackenhaargrenze bei Männern	– Aknekeloid
Papillom, rötlich, scharf begrenzt, bis talergroß oder größer, scheibchenförmig, schuppend oder nässend-krustös	– Gesicht – Rumpf	– Morbus Bowen (Carcinoma in situ)

Rötung, flächenhaft, manchmal auch Hyperpigmentierungen mit Aussparung der normalfarbenen Follikel	– Hals unterhalb der Ohren – Brustausschnitt	– Erythrosis interfollicularis colli
Rötung, flächenhaft, scharf begrenzt, ödematös, mit flammenzungen-förmigen Ausläufern, manchmal mit Bläschen und Blasen, selten mit Nekrosen; begleitet von Fieber und Schüttelfrost	– Gesicht – Unterschenkel	– Erysipel
Schildchen (Skutula), schwefelgelb, bis linsengroß, schüsselförmig gedellt, manchmal nur Schuppung	– behaarter Kopf	– Favus (meldepflichtig!)
Schuppung, rundlich, follikulär gebunden, auf gerötetem Grund, scharf begrenzt, bis talergroß	– Gesicht (Wangen, Ohren) – Brust – Rücken – Arme	– Erythematodes chronicus integumentalis

Beobachtung von	bevorzugt im Bereich von	mögliche Hautkrankheit
Schuppen, rötlich, psoriasisähnlich, leicht fettig	– behaarter Kopf – Stirn – Augenbrauen – Nase – Nasolabialfalte – hinter dem Ohr – Kinn – Axilla – Brustrinne – Rückenrinne – Rumpf – Genitalbereich	– seborrhoische Dermatitis
Schuppen, erythematös, verschieden groß und gestaltet, punktförmig bis großflächig, scharf begrenzt, mit Silber-Schuppen bedeckt	– behaarter Kopf – Ellbogen – Kreuzbeingegend – Knie	– Psoriasis vulgaris
Tumor, braun, bis apfelgroß	– Nacken – Axillen – Schulter	– Hibernom
Tumor, von bindfaden oder perlartigem Saum umgeben	– Gesicht	– Epithelioma basocellulare planum cicatricans

Tumor, gelblich-rötlich bis braunrot, meist bis erbsengroß, selten größer, mit glatter oder warziger Oberfläche, oft Teleangiektasien aufweisend	– Wangen	– juveniles Melanom
Tumor, umschrieben, weich, von verdünnter Haut bedeckt, halbkugelig, evtl. geschwürig zerfallend	– Gesicht	– Lymphadenosis cutis benigna (knotige Form)
Tumor, bis walnußgroß, hart, zuweilen pigmentiert, in der Kutis gelegen	– Kopf – Extremitäten	– Epithelioma calcificans
Tumorstrukturen, grünlich durchschimmernd	– Schädel	– Chlorom
Vegetationen, dunkelrot, mit ulzerokrustöser Oberfläche und pustulösem Randsaum, schwammigweich, rundlich, umschrieben	– Gesicht – Unterschenkel	– Jododerma tuberosum
Verdickung der Haut, graugelblich, mit Vergröberung des Hautreliefs, kleinere und größere Rhomben zeigend	– Nacken	– Cutis rhomboidalis nuchae
Verfärbung, blaugrau	– Gesicht	– Hydrargyrosis cutis – Quecksilberausschlag

Beobachtung von	bevorzugt im Bereich von	mögliche Hautkrankheit
Verfärbung, bräunlich, streifenförmig, parallel zur Haargrenze	– Stirn	– Epilepsie nach Enzephalitis
Verfärbung, buntscheckig (netzartig) durch Pigmentflecken und pigmentlose Stellen und Teleangiektasien, atrophisch	– Hals – Brustbereich – Hautfalten	– Dyskeratosis congenita (selten)
warzige Erhebungen, bräunlich-schwarz	– Gesicht – Handrücken	– Keratoma senile
warzige Erhebungen, an fadenförmigen bis 1 cm langen Gebilden hängend, am Ende büschelförmig	– Gesicht – Hals	– Akrochordon
warzige Wucherungen	– Lippen – Nacken – Axillarfalten – Ellenbeugen – Anogenitalbereich – Leistenbeugen	– Akanthose
Wucherungen, fadenförmig	– Gesicht	– Verruca filliformis

Zysten, bis apfelgroß, halbkugelig, prallelastisch, auf der Unterlage verschieblich	– behaarte Kopfhaut – Stirn – Umgebung der Augen	– echte Atherome
Zysten, gelblich und schwarze **Komedomen** auf Altershaut, Seemanns- oder Landmannshaut	– seitlicher Periorbitalbereich	– Elastoidosis cutanea cystica et comedomica
Zysten, weißlich, subepithelial, stecknadelkopfgroß	– Gesicht	– Milien

Teil II b: Rumpfbereich

Beobachtung von	bevorzugt im Bereich von	mögliche Hautkrankheit
Bänder, bräunlich-rot, mit schuppenden Rändern, unregelmäßig, serpiginös, wellenförmig, rein makulös, stark juckend	– Stamm – proximale Extremitäten	– Erythema gyratum repens
Bläschen, hirsekorngroß, wasserklar, mit mehr oder weniger rotem Hof	– Schweißdrüsen	– Miliaria
Bläschen und krustöse Erscheinungen, erythematös, mit Flüssigkeit gefüllt	– Umgebung aller Körperöffnungen – Akren	– Akrodermatitis enteropathica (bei Kindern mit Zinkmangel)
Entzündung der Haut mit Blasenbildung, streifenförmige Anordnung	– Rumpf	– Wiesengräserdermatitis (syn. Dermatitis bullosa pratensis)
Flecken, bräunlich oder weiß, linsengroß, können aber zu größeren Herden zusammenfließen; nach Kratzen zeigt sich kleieförmige Schuppung	– Rumpf	– Pityriasis versicolor (Pilzinfektion)

Flecken, gelblichbraun, 1–2 cm groß, nach Reiben urtikariell werdend	– Rumpf – Extremitäten	– Urticaria pigmentosa
Flecken, weiß, rundlich, unregelmäßig, begrenzt konfluierend	– Brust	– Naevus anaemicus
Hornzysten, follikulär, komedomenartig, oft segmentär angeordnet, bei Ausfall oder Entfernung bleiben atrophische, grabenartige Vertiefungen zurück	– Rumpf	– Naevus comedomicus
Infiltrate, rot, sukkulent, bis handtellergroß, rundlich; sich zentral zurückbildend, so daß ring- und kreisbogenähnliche Formen entstehen; auffallend bizarre und polygonale scharf begrenzte, ausgesparte Inseln normaler Haut	– Rumpf	– Mykosis fungoides (infiltratives Stadium)
Knötchen, hautfarben bis blaß, stecknadelkopfgroß, follikulär gebunden, gruppiert angeordnet	– Rumpf (bei Jugendlichen mit gleichzeitiger Organtuberkulose)	– Tuberculosis cutis lichenoides

Beobachtung von	bevorzugt im Bereich von	mögliche Hautkrankheit
Knötchen, mit zentraler Vesikel	– bei alleinigem Befall im Analbereich	– Analfistel – Analprolaps – Analpolyp – Diabetes mellitus – Enteritis (chronisch) – innere Hämorrhoiden – Kontaktallergien (z. B. gegen Kunstfasern, Salben, Waschmittel usw.) – Leberschaden – Oxyuriasis – Pilzinfektion – Proktitis – Rektum-Carcinom
Knötchen, rot, follikulär gebunden, bis stecknadelkopfgroß, derb, livid-bläuliche Haut	– Gesäß – Streckseiten der Oberarme – Streckseiten der Oberschenkel	– Keratosis follicularis

Knötchen, bis etwa 5 mm groß, urtikariell und im Zentrum Bläschen aufweisend, das frühzeitig aufgekratzt wird und bis dahin stark juckt	– Stamm – Streckseiten der Extremitäten	– Prurigo simplex acuta (syn. Lichen urticatus)
Knoten, bläulich-braunrot, tomatenartig, pilzförmig, oft zentral geschwürig zerfallend	– Rumpf	– Mykosis fungoides (mykosides Stadium)
Knoten, gelb	– Rumpf – Knie – Ellbogen – Handinnenflächen	– Xanthom
Knoten, rötlich, und plättchenförmige Infiltrate, subcutan, schubweise auftretend, druckschmerzhaft, manchmal erweichend und blutig-seröse Flüssigkeit entleerend; nach Wochen, unter Hinterlassung muldenförmiger Einziehung, Rückbildung	– Rumpf – Extremitäten	– Panniculitis nodularis non suppurativa febrilis et recidivans
Knoten, wachsgelb bis graurötlich, halbkugelig, durchscheinend	– Rücken	– Basaliom
Knoten, subcutan, bis haselnußgroß, hart, schmerzlos	– Rumpf – Extremitäten	– Adiponekrosis subcutanea Rothmann-Macai

Beobachtung von	bevorzugt im Bereich von	mögliche Hautkrankheit
Knotenbildungen, knochenhart, aus denen sich kalkiger Inhalt entleert	– Rumpf – Gesäß – Extremitätengelenke	– Calcinosis metabolica universalis
Papeln, hautfarben, flach bis halbkugelig, dichtstehend, stark juckend	– Brustwarzen – Nabel – Axilla – Genitale	– Fox-Fordyce-Krankheit
Papeln, hellbraun bis braunschwarz, meist in großer Zahl auftretend, rundlich bis oval, linsen- bis bohnengroß, manchmal größer, papillär, wie aufgesetzt wirkend, fettig-hyperkeratotisch	– Rumpf	– Verruca seborrhoica (syn. Keratosis seborrhoica) vorzugsweise bei älteren Menschen
Pigmentfleck, hellbräunlich, bis mehr als handgroß, oft mit zunehmender Behaarung	– Schulterblatt	– Becker-Melanose
Pigmentierungen, dunkelgrau	– Rumpf	– Argyrose (nach Rollkur!) – chronische Arsenvergiftung

Pusteln, auf klinisch unveränderter oder gering geröteter Haut, gyriert und ringförmig angeordnet, schubweise auftretend, rezidivierend	– Rumpf – Axilla – Leistenbeuge	– Pustolosis subcornealis Sneddon-Wilkinson
Quaddeln, rund, gruppiert angeordnet, mit zentraler Punktblutung, heftig juckend	– bekleidete Hautstellen	– Flohstiche
Rhagaden, oberflächlich, strichförmig, meist radiär verlaufend, oft schmerzend, juckend und brennend	– Analbereich	– Analekzem – Hämorrhoiden – Mykose
Rötung, mit vielgestaltig nebeneinander bestehenden Effloreszenzen, urtikariell, vesikulös, bullös und herpesähnlich gruppierte Bläschen (selten größere Blasen), unter Brennen und Jucken entstehend	– Schultern – Gesäß – Extremitätenstreckseiten	– Dermatitis herpetiformis Duhring
Schuppung, braunrot, fein, mit zentraler Rückbildung und infiltriertem Randsaum, scharf begrenzt, rundlich, juckend	– Gesäß – Innenseite der Oberschenkel	– Tinea inguinalis

Beobachtung von	bevorzugt im Bereich von	mögliche Hautkrankheit
Schuppungen, gelblich, rötlich bis bräunlich, z. T. kleieförmig, bald herdförmig, mit fein runzeliger Oberfläche	- Rumpf - Extremitäten	- Parapsoriasis en plaques
Schuppung, gerötet, leicht, annulär und nummulär, randwärts erhaben	- Rumpf	- Tinea corporis
Streifen, blaurot, später weißlich, eingesunken, weich	- vordere Axillarlinie - Nabelbereich - Mammae - Leistenbeugen	- Striae cutis distensae

Teil IIc: Armbereich

Beobachtung von	bevorzugt im Bereich von	mögliche Hautkrankheit
Bläschen, sagokornartig, prall, zuweilen Blasen auf unveränderter Haut, juckend	– Handflächen – Fingerseiten	– Dyshidrosis
Erosionen, gerötet, krausenartig von mazeriertem Epithel umgeben	– zwischen den Fingern – zwischen den Zehen	– Candida-Infektion
Flecken, düsterrot bis violett, bis flach papulös, etwas ödematös, zuweilen blasig mit schiefergrauer Pigmentierung, münzen- bis handtellergroß, rund oder oval	– Hände – Mundschleimhaut	– fixes Arzneimittelexanthem
Flecken, rötlich bis bläulich-rot oder bräunlich, erhaben werdend	– Handrücken – Fußrücken	– Sarkoma idiopathicum multiplex hämorrhagicum Kaposi
Hyperkeratosen, warzenartig und/oder flächenhafte Hyperkeratosen mit Rhagaden	– Handflächen – Fußsohlen	– Arsenkeratosen
Kalkablagerungen, weiß durchschimmernd	– Fingerbeeren	– Calcinosis metabolica circumscripta

Beobachtung von	bevorzugt im Bereich von	mögliche Hautkrankheit
Keratosen, grübchenförmig, punktiert	– Handfläche	– Basalzell-Naevus-Syndrom
Knötchen, alabasterfarben bis rötlich, derb, meist ringförmig, dicht aneinandergereiht, häufig zentral eingedellt	– Handrücken – Fußrücken	– Granuloma anulare
Knötchen, ekzemähnlich, mit zentralen Krüstchen, Kratzeffekten und gelegentlich Pusteln	– Beugeseiten der Handgelenke – Finger – Interdigitalfalten – vordere Achselfalten – Brustwarzenhof – Penis	– Skabies
Knötchen, lividrot, rasch wachsend, petechiale Blutungen, Teleangiektasien, bald neue Papeln in der Umgebung zeigend	– Extremität bei Lymphödem	– Stewart-Treves-Syndrom (Sarkom!)

Knötchen, zartrot, stecknadelkopfgroß, dichtgestellt, reibeisenartig	– Beugeseite Vorderarme – Genitale – Lippenrot – Wangenschleimhaut	– Lichen ruber follicularis seu acuminatus
Knötchen, weiß oder rötlich, stecknadelkopfgroß, glänzend, transparent	– Unterarmbeugeseiten – Penis	– Lichen nitidus
Knoten, blaurot oder sattrot, bis kirschgroß, halbkugelig (voll entwickelt auf unveränderter oder geröteter Haut)	– Hände	– Melkerknoten (Anthropozoonose von Rindern, Schafen, Ziegen)
Knoten, bis pfenniggroß, halbkugelig, mit rauher Oberfläche, derb, juckend	– Extremitäten	– Prurigo nodularis
Knoten, subcutan, darüber die Haut verschieblich, plötzlich auftretend, rasch wachsend, meist solitär, in 1–2 Monaten über fünfmarkstückgroß werdend	– Unterarm	– Fasciitis nodularis pseudosarkomatosa
Papeln, bis linsengroß, gering erhaben, mit rauhen Schuppen bedeckt (an Stuck erinnernd)	– Unterarme – Handrücken – Unterschenkel – Fußrücken	– Stuccokeratosis

Beobachtung von	bevorzugt im Bereich von	mögliche Hautkrankheit
Papeln, bräunlich, zentral nekrotisch zerfallend, schubweise auftretend	– Extremitäten	– Tuberculosis cutis papulonecrotica
Papeln, hellrot, etwa 5 mm groß, urtikariell, stark juckend, werden rasch aufgekratzt und hinterlassen braunrote Krusten	– Streckseiten der Extremitäten	– Prurigo simplex subacuta
Pfropfbildung, follikulär, schwarz, Komedomen, Follikulitiden, Furunkel	– Streckseiten der Arme – Oberschenkel	– Ölakne
Rötung, flächenhaft, groß- und kleinfleckig oder figuriert	– Handflächen – Fußsohlen	– Colitis ulcerosa – Erythem – Leberzirrhose – chronische Lungenkrankheiten – infektiöse Mononukleose – während der Schwangerschaft
Rötung, schmerzhaft	– Hände – Füße	– Akroerythrose

Schuppung, halskrausenartig, durch Konfluenz entstehen münzengroße, polyzyklische Herde	– Fingerkuppen	– Dyshidrosis lamellosa sicca
Schuppung, rot, scharf begrenzt, bogig konfiguriert	– Extremitäten	– Pagetoide Retikulose
Schwellung, bläulichrot, lokal, deutlich abgegrenzt, mit Begleitlymphangitis bzw. Lymphadenitis, juckend	– Vorderarme – Hände	– Rotlauf (syn. Erysipeloid)
Schwellung, graugelbliche Hautverfärbung, derb, Schuppungen und Hyperkeratosen, papillomatöse Wucherungen	– Extremitäten	– Elephantiasis nostras
Schwellung, livide, rundlich, teigig, bis markstückgroß, bei Erwärmung juckend und brennend	– Finger – Zehen	– Frostbeulen – Perniones
Schwielen, gelb, rotgerändert	– fast ganzen Handteller und Fußsohle einnehmend, manchmal auf Hand-, Fußrücken, Knöchel, Knie, Ellbogengegend übergehen	– Keratoma palmare et plantare hereditarium

Beobachtung von	bevorzugt im Bereich von	mögliche Hautkrankheit
Stielknollen, dunkelrote hämangiomartige Neubildung, bis haselnußgroß, gestielt, aufsitzend, pilzförmig, leicht blutend	– Hände – Lippen – Zunge	– Granuloma pediculatum
Verfärbung, blaurot	– Finger – Zehen	– Angiotopathie – Akrodynie
Verfärbung, blaurot bei 15–18° Außentemperatur, bei starker Abkühlung auch hellrote Flecken	– Hände – Knie – Füße – Nase	– Akrozyanose (differentialdiagnostisch: symptomatisch bei Herz-Lungen-Erkrankungen, Kryoglobulinämie)
Vorwölbungen, bis haselnußgroß, derb, mit galertartiger Substanz gefüllt, oft transparent	– Finger-Streckseiten – Zehenstreckseiten	– Dorsalzysten

Teil II d: Beinbereich

Beobachtung von	bevorzugt im Bereich von	mögliche Hautkrankheit
Einsenkung, porzellanweiß, teils klein, rundlich-oval, teils bis handtellergroß, bizarr gestaltet, oft netzförmig, leicht eingesunken, mit Teleangiektasien und/oder stecknadelkopfgroßen, blauroten (angiomartigen) Papeln, sehr schmerzhaft	– Knöchelgegend – Fußrücken	– Atrophie blanche (Milian)
Flecken, rötlich-braun, scharf begrenzt, polyzyklisch, fluoreszierend im Wood-Licht oft ziegelrot	– Oberschenkelinnenseite	– Erythrasma
Flecken, rot und gelblichbraun	– distales Unterschenkeldrittel	– Purpura orthostatica
Geschwüre, rund oder polygonal, mit einem 2–5 mm breitem, blaurotem, druckschmerzhaftem Rand, der von einem 3 mm breiten hellroten Ring umgeben wird	– Oberschenkel – Unterschenkel	– Dermatitis ulcerosa (syn. Pyoderma gangraenosum) bei Patienten mit Morbus Crohn

Beobachtung von	bevorzugt im Bereich von	mögliche Hautkrankheit
Hornverdickung, linsen- bis zehnpfennigstückgroß, mit zentralem in die Tiefe vordringenden Zapfen	– Zehen	– Clavus (Hühnerauge)
Hyperkeratosen, follikulär, livides Erythem, teigiges Infiltrat	– Innenfläche der Oberschenkel – Innenfläche der Knie – unteres Unterschenkeldrittel	– Erythrocyanosis crurum puellarum
Infiltrate, gelblich bis lividrot, kissenartig, apfelsinenschalenartig, derb	– Unterschenkelstreckseiten – Fußrücken	– Myxoedema circumscriptum tuberosum
Knötchen, blaurot, bis erbsengroß, streifen- und netzförmig angeordnet, keratotisch	– Beine	– Angiokeratoma circumscriptum naeviforme
Knoten, subcutan, bis etwa kirschgroß, mit entzündlich geröteter Haut	– Beine	– Periarteriitis nodosa cutanea benigna

Knoten, anfangs hell-, dann düsterrot, später bläulich-, grünlich-gelblich, und Infiltrate, nicht ulzerierend, unscharf begrenzt, rundlich oder oval, sehr druckschmerzhaft	– Unterschenkelstreckseiten selten: Oberschenkel Unterarme	– Erythema nodosum
Papel, hautfarben bis tiefbraun, bis knotengroß, halbkugelig, derb	– Beine	– Histiozytom
Papeln, rot, linsengroß, peripher wachsend, aus denen eingesunkene, scheibchenförmige bis handtellergroße, sklerotische, von Teleangiektasien durchzogene Herde entstehen, umgeben von 2–3 mm breitem, leicht erhabenem lividem Randsaum	– Unterschenkelstreckseiten	– Nekrobiosis lipoidica
Plaques, mit bläulichem Farbton am Rand, warzenartig, oval, bandförmig oder unregelmäßig	– Unterschenkelstreckseiten	– Lichen ruber verrucosus
Schwellung und Rötung, anfallsweise auftretend, schmerzhaft	– Beine	– Erythromelalgie
Stauungsflecken, hellrot oder purpurfarben, bis münzgroß, über der Durchtrittsstelle einer Vena perforans	– Unterschenkel	– Chronisch-venöse Insuffizienz

Beobachtung von	bevorzugt im Bereich von	mögliche Hautkrankheit
Ulcus, mit schwärzlichen Krusten bedeckt, mit einem wie ausgestanzten Rand und gelbgrünlichem Eiter	– Unterschenkel	– Ekthyma simplex
Verfärbung, gelblich-bräunlich oder blau-violett	– unteres Drittel des Unterschenkels	– Chronisch-venöse Insuffizienz
Warze, körnige, weißliche, druckschmerzhafte Masse, die von hyperkeratotischem Ring eingefaßt ist; zwischen Ring und Warze deutliche Furche sichtbar; Papillarlinien im Bereich der Warze unterbrochen	– Mittelfuß – Ferse	– Verrucae plantares
Wucherungen, krebsähnlich, blumenkohlartig	– meist symmetrisch an Unterschenkeln	– Papillomatosis cutis cardinoides Gottron

Teil III: Hautveränderungen bei Neugeborenen, Säuglingen, Kindern

Vorbemerkungen:

Einige Hauterkrankungen betreffen vorzugsweise Neugeborene, Säuglinge im ersten Lebensjahr und Kinder.

Das folgende Kapitel ist nach diesen Altersklassen gegliedert.

Teil III a: Neugeborene

Beobachtung von:	kann auftreten bei:
Austrocknung der Haut mit pergamentartiger Festigkeit und Fältelung	– Clifford-Syndrom
Fruchtschmiere fehlt	– Clifford-Syndrom
gelbe Haut	– Clifford-Syndrom
Infiltrate, bräunlichrot, flächenhaft, besonders im Gesicht	– Säuglingssyphilis
Rhagaden der Gelenkbeugen	– Clifford-Syndrom
Rötung, entzündlich, ausgedehnt oder generalisiert, großblättrige Schuppung; in der 1.–2. Lebenswoche beginnend	– Dermatitis exfoliativa neonatorum (Ritter von Rittershain)
Rötung des Skrotums oder der Labien	– Clifford-Syndrom
„Waschfrauenhände“	– Clifford-Syndrom

Teil III b: Säuglinge

Beobachtung von:	kann auftreten bei:
Exantheme, polymorph, zwischen 6. Lebensmonat und 5. Lebensjahr	– Akrodynie

Beobachtung von:	kann auftreten bei:
Hornschicht, grünlichgelb, pergamentartig, zusammenhängend, leicht knittrig, führt bei Bewegung zu Rhagaden	– Ichthyosis congenita mitior
Knötchen, gelb, isoliert und multipel auftretend, zuweilen auch Knoten	– juveniles Xanthogranulom
Knoten, blaurot, derb, mit vergrößerter Hautfelderung, rund oder oval, bis pflaumengroß, flach erhaben, besonders an Gesäß und Oberschenkelbeugeseiten	– Granuloma glutaeale infantum
Krustenbildung, kleinschuppig, nässend, juckend, besonders Gesichtshaut	– Milchschorf
Rötung, entzündlich ausgedehnt oder generalisiert, großblättrige Schuppung; kann in der 1. bis 2. Lebenswoche beginnen	– Dermatitis exfoliativa neonatorum (Ritter von Rittershain)
Schuppen, dunkelgrau bis grünlich oder schwärzlich, dick, Gelenkbeugen frei	– Ichthyosis serpentina
Schuppen, außen weiß und im Zentrum dunkler getönt, rechteckig oder rund oder oval, am Rande von der Unterfläche abhebend, im Zentrum festsitzend	– Ichthyosis nitida

Beobachtung von:	kann auftreten bei:
Schuppung und Rötung der ganzen Haut, im 2. Lebensmonat auftretend	– Erythrodermia desquamativa Leiner

Teil IIIc: Kleinkinder

Nach Körperregionen geordnet:

- gesamter Körper
- Kopf-Hals-Bereich
- Rumpf
- Arme
- Beine

gesamter Körper

Beobachtung von:	kann auftreten bei:
Exantheme, polymorph, bei Kindern zwischen 6. Lebensmonat und 5. Lebensjahr	– Akrodynie
Knötchen, gelb, isoliert und multipel auftretend, zuweilen Knoten, auch bei Säuglingen	– juveniles Xanthogranulom
kleieförmig schuppende, gelblich-rötlich, zirzinar begrenzte Herde, mit oft sich ändernder Gestalt	– Erythrokeratodermia figurata variabilis
Rötung, entzündlich, ausgedehnt oder generalisiert, großblättrige Schuppung; kann in der 1. bis 2. Lebenswoche beginnen	– Dermatitis exfoliativa neonatorum (Ritter von Rittershain)

Beobachtung von:	kann auftreten bei:
trockene Haut, nach Sonnenbestrahlung entstehen narbig abheilende Blasen, Beginn im 2. Lebensjahr	– Cockayne-Syndrom

Teil III d: Kopfbereich

Beobachtung von:	kann auftreten bei:
Aphthen, dickwandige Bläschen, auch an Schleimhäuten und Genitale	– Aphthoid Pospischill-Feyrter (selten!)
Petechien, bei Kindern und Jugendlichen auch am Stamm	– im 1. und 2. Lebensjahr: Abt-Letterer-Siwe-Krankheit
Schuppung, rundlich bis oval, zuweilen etwas gerötete Herde bei kleinlamellöser Schuppung	– Pityriasis alba faciei
schmetterlingsförmige Gesichtsröte (Mund bleibt frei), dann ring- und girlandenförmig	– Erythema infectiosum acutum
Papeln, weinrot, stecknadelkopfgroß, an Streckseiten der Arme und Beine, am Hals, im Gesicht, Rumpf bleibt frei, besonders bei Knaben im 2. bis 4. Lebensjahr	– Akrodermatitis papulosa infantum
stecknadelkopfgroße Rötung, zuweilen leicht pulsierende, etwas vorspringende zentrale Gefäßerweiterung, von der radiär feine Gefäßreiser ausgehen	– Naevus araneus (syn. Spider Naevus)

Beobachtung von:	kann auftreten bei:
stecknadelkopfgroße, meist follikuläre, netz- und streifenförmig angeordnete Einsenkungen an der Wange, Haut sieht wurmstichartig aus	- Atrophodermia vermiculata (differentialdiagnostisch: Narben nach Chlorakne oder nach Vaselinodermatitis)

Teil III e: Rumpfbereich

Beobachtung von:	kann auftreten bei:
Aphthen, dickwandige Bläschen auch im Gesicht und Schleimhaut	- Aphthoid Pospischill-Feyrter (selten!)
bläulichrote Ringe, wenn Gelenkrheuma und Endocarditis besteht	- Erythema anulare rheumaticum
Petechien, bei Kindern und Jugendlichen auch am Kopf	- im 1. und 2. Lebensjahr: Abt-Letterer-Siwe-Krankheit
bis **stecknadelkopfgroße**, zum Teil etwas hyperkeratotische Angiome, besonders am Unterbauch, Gesäß, Leistengegend	- Angiokeratoma corporis diffusum

Teil IIIf: Armbereich

Beobachtung von:	kann auftreten bei:
Papeln, weinrot, stecknadelkopfgroß, besonders an Streckseiten der Arme, Beine, am Hals, im Gesicht, Rumpf bleibt frei, besonders bei Knaben im 2. bis 4. Lebensjahr	– Akrodermatitis papulosa infantum

Teil IIIg: Beinbereich

Beobachtung von:	kann auftreten bei:
bis **stecknadelkopfgroße**, scharf begrenzte Punkte, hell- bis dunkelrot, in Gruppen oder Ringen und Wirbeln liegend, unter Glasspateldruck abblassend, aber nicht schwindend, in der Kälte deutlicher hervortretend	– Angioma serpiginosum (differentialdiagnostisch: Angiokeratoma circumscriptum naeviforme, Naevus teleangiectaticus, Purpura pigmentosa progressiva)
Papeln, weinrot, stecknadelkopfgroß, besonders an Streckseiten der Arme, Beine, Hals, im Gesicht, Rumpf bleibt frei, besonders bei Knaben im 2. bis 4. Lebensjahr	– Akrodermatitis papulosa neonatorum
rhagadiforme, trockene, symmetrisch auftretende Dermatitis an Unterflächen der Zehen und des Vorfußes	– Dermatitis plantaris sicca

Teil IV: An lichtexponierten Hautarealen

Vorbemerkungen:

Einige Hautveränderungen spielen sich bevorzugt an belichteten bzw. lichtexponierten Hautflächen ab.

Da Größe und Umfang der dauernd dem Licht ausgesetzten Hautflächen bei jedem Individuum verschieden sind, können diese Erscheinungen nur bedingt in die Klassifikation der verschiedenen Körperregionen eingereiht werden, zumal die Lichtexposition eine wesentliche Voraussetzung zur Entwicklung der Veränderung schlechthin ist.

Beobachtung von:	kann auftreten bei:
bläulich-graue Verfärbung	– Chrysosis
bräunlich-rote Flecken, später sommersprossenähnliche Pigmentflecken und Teleangiektasien	– Xeroderma pigmentosum
Depigmentierungen, fleckförmig, neben Hyperpigmentierungen	– Xeroderma pigmentosum
Entzündung der Haut mit Blasenbildung, streifenförmige Anordnung	– Wiesengräserdermatitis (syn. Dermatitis bullosa pratensis)
Erythem, bullös, streifenförmig, manchmal nässend, Schuppungen, Juckreiz möglich	– Fotoallergische Lichtreaktion (Allergie ausgelöst durch Kombination Allergien **und** Licht!)
Erytheme und Ekzeme an von der Sonne (besonders UV-Licht) beschienenen Haut, Schwellung, Bläschen, Blasen, später Schuppung	– Dermatitis solaris (Sonnenbrand)
Hyperpigmentierungen an normalerweise pigmentierten Stellen, an Licht und Druck ausgesetzten Körperpartien, Mundschleimhaut	– Addison-Krankheit
rote Flecken mit genabelten Bläschen und Pusteln (nach stärkerer Besonnung)	– Hydroa vacciniformis

Teil V: Linienzeichnungen der Hand

Beobachtung von:	kann auftreten bei:
gelbe Handlinien	– subperiostales Xanthom
lückenartige Unterbrechungen der Papillarlinien	– Darier-Krankheit
Vierfingerfurche (Zusammenfallen der distalen und mittleren Querfalte)	– Cri-du-chat-Syndrom – häufig bei Mongolismus

Teil VI: „Spannungs"zustand der Haut

Beobachtung von:	kann auftreten bei:
Abnahme des Hautturgors, gelblich-weiße Färbung, dünn, besonders bei Männern im Gesicht und Nacken	– Altershaut
Atrophie der Haut mit Nagelverlust	– Akrodermatitis suppurativa continua
Dehnbarkeit abnorm, läßt sich in großen Falten abheben und schnellt in früheres Niveau zurück	– Ehlers-Danlos-Syndrom
Erschlaffung abnorm, mit hochgradiger Runzel- und Faltenbildung	– Dermatochalasis
hauchdünn, glatt	– ektodermale Dysplasie
hirnwindungsähnliche Wülste und fistelnde Knoten, mit glatter, oft haarloser Haut auf dem Kopf von Männern	– Perifolliculitis capitis abscendens et suffodiens
porzellanartige Atrophien mit weinroten, ödematösen Erythemen, Teleangiektasien, Hyper- und Depigmentierungen, rötlich lichenoide Papeln	– Dermatomyositis
schlaff, welk („Greisenhaut")	– hormonale Störungen (z. B. hypophysärer Zwergwuchs)

Beobachtung von:	kann auftreten bei:
leichtes **Schwappen** beim Betasten	– Abszeß (akut: mit heißer Haut und hohem Fieber, chronisch: kalte Haut)
derbe **Schwellungen** mit Schuppung und Hyperkeratosen mit graugelblicher Färbung, papillomatöse, warzige Wucherungen	– Elephantiasis
Verdickung mit Vergröberung des Hautreliefs, zeigt größere und kleinere Rhomben, graugelblich	– Cutis rhomboidea nuchae
wachsartig hart, Finger dünn wie „Madonnenfinger“, an Fingerkuppen rattenbißartige Nekrosen	– Sklerodermia diffusa seu progressiva
zigarettenpapierartig faltbar, trocken, blaurötlich, haarlose Haut mit Teleangiektasien	– Akrodermatitis chronica atrophicans

Teil VII: Teleangiektasien mit ...

Vorbemerkungen:

Bei einigen Hauterkrankungen fällt dem dermatologischen Laien als erstes unweigerlich die Gefäßzeichnung als auffälligste Erscheinung auf.

Aus diesem Grund sind die Erkrankungen unter der Überschrift „Teleangiektasien" eigens aufgeführt.

Es wird dabei so verfahren, daß die Bilder wieder nach dem regionalen Vorkommen geordnet sind.

Ausgehend von den Erscheinungen, die am ganzen Körper auftreten können, schließen sich dann wieder die Bereiche Kopf-Hals, Rumpf, Arme und Beine an.

Dabei wird innerhalb der Körperregionen auch wieder von oben nach unten geordnet.

Jede folgende Beschreibung ist einzuleiten mit „Teleangiektasien mit ..."

Teil VII a: gesamter Körper

Beobachtung von:	kann auftreten bei:
braunrote Knoten oder münzengroße Infiltrate	– Retikulosarkomatose
gewucherte Kapillarsprossen	– Hämangioblastom
trockene Haut, mit Entwicklungsstörungen der Haare, Nägel, Zähne, Tränendrüsen	– Anhidrosis hypotrichotica
Pigmentanomalien (Café-au-lait-Flecken) an Haut und Schleimhaut	– Ataxia teleangiectatica

Teil VII b: Gesichtsbereich

Beobachtung von:	kann auftreten bei:
Rötung in Schmetterlingsform	– Bloom-Syndrom
weinrote ödematöse Erytheme mit porzellanartigen Atrophien, Hyper- und Depigmentierungen, rötlich lichenoide Papeln, auch am Halsdreieck, Nacken, Ellbogen, Knie und dorsalen Fingergrundgelenken	– Dermatomyositis
rotbraun, 1–3 mm groß, flach, auch unter Fingernägeln, im Nasen-, Lippen- und Mundschleimhautbereich	– Osler-Rendu-Weber-Krankheit

Teil VIIc: Rumpfbereich

Beobachtung von:	kann auftreten bei:
bis **handtellergroße**, bläulich-braune, runde bis ovale oder unregelmäßig gestaltete, eingesunkene, scharf begrenzte Herde mit verdünnter Haut und zuweilen Durchschimmern der tieferen Gefäße	– Atrophodermia idiopathica Pasini-Pierini
bis **30 cm lange**, strangförmige, harte, stricknadeldicke, subcutane, zuweilen netzartig untereinander verbundene Thrombophlebitiden, an den vorderen Brustwandpartien, Extremitäten und Präputium	– Mondor-Krankheit
Gefäßspinne um den Nabel herum	– Hyperthyreose – orale Kontrazeptiva-Einnahme – Leberzirrhose – chronische Polyarthritis – Schwangerschaft – langdauernde Unterernährung
deutliche Venenzeichnung an der Bauchdecke und um den Nabel herum („Medusenhaupt“)	– Pfortaderstauung
bis **stecknadelkopfgroße**, z. T. etwas hyperkeratotische Angiome, am Unterbauch, Gesäß, Leistengegend (meist in Kindheit)	– Angiokeratoma corporis diffusum

Teil VII d: Armbereich

Beobachtung von:	kann auftreten bei:
hämorrhagische Nekrosen, meist bei adipösen Frauen, an Extremitäten	– Cumarin-Nekrosen
bis **30 cm lange**, strangförmige, harte stricknadeldicke, subcutane, zuweilen netzartig untereinander verbundene Thrombophlebitiden, auch vordere Brustwandpartien, Präputium	– Mondor-Krankheit
zigarettenpapierartig, blau-rötliche, faltbare, dünne, haarlose, trockene Haut, am Ellbogen, Hand- und Fußrücken, Knie	– Akrodermatitis chronica atrophicans
weinrote ödematöse Erytheme mit porzellanartigen Atrophien, Hyper- und Depigmentierungen, rötlich lichenoide Papeln, auch im Gesicht, Halsdreieck, Nacken, Ellbogen, Knie und dorsalen Fingergrundgelenken	– Dermatomyositis
stecknadelkopfgroße, dunkelrote, keratosenbedeckte Angiome, besonders bei Jugendlichen mit Akrozyanose, Hyperhidrosis, an Finger- oder Zehenrücken (selten an Nasenspitze, Ohrläppchen u. a.), immer symmetrisch auftretend	– Angiokeratom Mibelli

Beobachtung von:	kann auftreten bei:
1–3 mm große, flache, rotbraune Gefäßerweiterungen unter den Fingernägeln, im Gesicht, Nasen- und Lippenbereich, Mundschleimhaut	– Osler-Rendu-Weber-Krankheit

Teil VIIe: Beinbereich

Beobachtung von:	kann auftreten bei:
baum- und rankenförmige livide Streifenbildung	– Endangiitis obliterans – Hypertonie – Periarteriitis nodosa
hämorrhagische Nekrosen (meist bei adipösen Frauen)	– Cumarin-Nekrosen
bis **30 cm lange**, strangförmige, harte, stricknadeldicke, subcutane, zuweilen netzartig untereinander verbundene Thrombophlebitiden, auch an vorderer Brustwandpartie und Präputium	– Mondor-Krankheit
bis **erbsgroße**, keratotische Knötchen, blaurot, streifen- und netzförmig	– Angiokeratoma circumscriptum naeviforme
weinrote, ödematöse Erytheme mit porzellanartigen Atrophien, Hyper- und Depigmentierungen, rötlich lividen Papeln, am Knie, im Gesicht, Halsdreieck, Nacken, Ellbogen, dorsalen Fingergrundgelenken	– Dermatomyositis

Beobachtung von:	kann auftreten bei:
zigarettenpapierartig faltbare, dünne, haarlose, trockene Haut, blaurötlich, am Knie, Fuß- und Handrücken, Ellbogen	– Akrodermatitis chronica atrophicans
Pinselfiguren, stern- oder fächerförmig gestaltet, an der Innenseite der Unterschenkel im distalen Drittel	– chronisch-venöse Insuffizienz
teils **kleine rundlich-ovale**, teils bis **handtellergroße**, bizarr gestaltete, oft netzförmig, leicht eingesunkene atrophische Herde, und/oder stecknadelkopfgroße blaurote (angiomartige) Papeln, sehr schmerzhaft, in Knöchelregion und Fußrücken	– Atrophie blanche (Milian)
Venenerweiterungen an den Seiten der Füße	– chronisch-venöse Insuffizienz
stecknadelkopfgroße, dunkelrote, keratosenbedeckte Angiome, besonders bei Jugendlichen mit Akrozyanose, Hyperhidrosis, am Zehenrücken oder Fingerrücken, selten Nasenspitze, Ohrläppchen u. a., immer symmetrisch	– Angiokeratom Mibelli

13. Körpergewicht

Vorbemerkungen:

Das Körpergewicht ist abhängig von Größe, Alter, Ernährungsweise und endogenen Drüsenfaktoren des einzelnen.

Nach verschiedenen, mehr oder weniger komplizierten Formeln läßt sich das Sollgewicht eines jeden berechnen.

Die einfachste Möglichkeit ist sicherlich:

Körpergröße in cm minus 100 = Körpergewicht in kg.

Werte, die wesentlich darüber oder darunter liegen, werden als Über- oder Untergewicht bezeichnet.

Viele übergewichtige Personen versuchen, endogene Drüsenfaktoren verantwortlich zu machen, unterliegen aber einfach ihrer abnormen Ernährungsweise.

Welche Krankheitsfaktoren tatsächlich für Gewichtsabweichungen verantwortlich gemacht werden können, zeigt das folgende Kapitel.

Übergewicht

Beobachtung:

Stammfettsucht

kann auftreten bei:

- Cushing-Syndrom
- Pubertätsfettsucht
- Vagotonie

Untergewicht

Beobachtung:

Appetit fehlt

kann auftreten bei:

- adenoide Vegetationen
- Addison-Krankheit
- Anorexia nervosa
- Darmerkrankungen
- dienzephal-hypophysäre Insuffizienz
- Gallenblasencarcinom
- Herzfehler, angeboren
- Hirnschädigungen
- Hyperthyreose
- Hypothyreose
- Infektionskrankheiten
- Magenkrankheiten
- Magenresektion
- Medikamente, magenbelastend (z. B. Sulfonamide, Antibiotika, PAS, INH)
- Munderkrankungen
- Nebenniereninsuffizienz
- bei Neugeborenen mit intrakraniellen Blutungen oder sonstigen Hirnstörungen
- Pankreatitis chronica
- Plasmozytom
- Resorptionsstörungen
- Schwangerschaft
- Tonsillitis chronica
- Unterernährung
- latenter Vitaminmangel (B- und C-Komplex)
- Zahnerkrankungen und -schäden

Beobachtung:	kann auftreten bei:
trotz gesteigertem Appetit und gesteigerter Nahrungsaufnahme	– Bandwurmbefall – Diabetes mellitus (Hyperglykämie) – Hyperthyreose
Gewichtsabnahme, wenn ohne erkennbare Ursache und länger als vier bis sechs Monate anhaltend oder rezidivierend	– AIDS (Acquired Immunodeficiency Syndrome)
starker Gewichtsverlust	– hyperglykämische Erscheinungen

14. Körpergröße

Vorbemerkungen:

Die Körpergröße des einzelnen ist abhängig von

- der Funktion des Hypophysen-Vorderlappens,
- erblichen Anlagen und
- gewissen Umwelteinflüssen.

Die Durchschnittswerte der Körperlänge haben in den letzten Jahrzehnten zugenommen, und man spricht deswegen von einer Wachstumsakzeleration.

Im Krankenhaus spielt die Körperlänge im allgemeinen nur eine Rolle, wenn es um die Berechnung der Körperoberfläche geht.

Im Wachstumsalter können sich aber bereits abnorme Entwicklungen zeigen, die auf pathologische Geschehnisse hinweisen; ebenso im Erwachsenenalter bei abnormen Veränderungen einzelner Körperteile.

Überlänge

Beobachtung:	kann auftreten bei:
Übergröße	- Akromegalie (Störungen des Hirnvorderlappens) - Klinefelter-Syndrom
- mit konstitutioneller Fettsucht	- im Präpupertätsalter (Größe und Gewicht überdurchschnittlich)
erst Übergröße, dann Minderwuchs durch Beschleunigung der Knochenreife, starke Ausbildung der Muskulatur	- vermehrte Bildung von Androgenen in der Nebennierenrinde
partieller Riesenwuchs	- Curtius-Syndrom
auffallend **kurze Extremitäten**	- Chondrodystrophie

Untergröße

Definition: bei Männern unter 150 cm Körperlänge
bei Frauen unter 140 cm Körperlänge

Beobachtung:	kann auftreten bei:
Zwergwuchs	- adrenogenitales Syndrom - Anämie, chronisch - Bronchiektasien - Chondrodystrophie - chondroektodermale Dysplasie - Cockayne-Syndrom - Cushing-Syndrom - Diabetes mellitus - Down-Syndrom - Dysostosis enchondralis metaphysaria - Entwicklungsverzögerungen konstitutioneller Art - familiär bedingt - Glomerulonephritis, chronisch - Hand-Schüller-Christian-Erkrankung - Hepatitis, chronisch - Hypophysenvorderlappeninsuffizienz - intrauteriner (primordialer) Zwergwuchs - kongenitale Herzfehler mit Zyanose - Leydig-Zell-Tumor

Beobachtung:	kann auftreten bei:
	– männliches Turner-Syndrom – Malabsorption – Mangelernährung – Megacolon – Morbus Gaucher – Mukoviszidose – Niemann-Pick-Erkrankung – Nierenmißbildung mit chronischen Infekten – Osteogenesis imperfecta – Osteopsathyrosis – v. Pfaundler-Hurler-Erkrankung – Phosphatdiabetes – psychosozialer Zwergwuchs – Pubertas praecox – Rachitis – renal bedingt – Turner-Syndrom – Umweltfaktoren – Wachstumshormon-Mangel – XX-Männer – Zöliakie
rundlicher Minderwuchs	– Down-Syndrom

15. Körperhaltung

Vorbemerkungen:

Die Körperhaltung eines Patienten kann zahlreiche Aufschlüsse über seinen Gesundheitszustand geben.

Aus der Haltung heraus lassen sich Atembeschwerden ebenso ablesen wie Schmerzen oder psychische Faktoren.

Nicht immer lassen sich augenblicklich aus der spontanen Haltung heraus aktuelle Rückschlüsse ziehen; eine kontinuierliche Beobachtung und Dokumentation des Gesehenen ergibt aber früher oder später ein differenziertes Gesamtbild.

Eine Sammlung von Eigenschaftswörtern soll helfen, die rechten Ausdrücke zu finden; die Darstellung der Besonderheiten in der Hand- und Körperhaltung soll differenzierte Hinweise finden helfen.

Eigenschaftswörter (alphabetisch)

A
abgespannt
abwartend
aggressiv
angespannt
aufgebracht
aufrecht

B
bucklig

D
drohend

E
eingeknickt
entspannt

G
gebeugt
gebückt
gedrückt
geduckt
gehemmt
gekrümmt
gelöst
gerade
gespannt
gestreckt
geziert
gezwungen
gleichgültig

H
herausfordernd

K
krumm

L
lässig
leger
leidend
locker
losgelöst

M
müde

N
nachdenklich

R
reserviert

S
salopp
schief
schlaff
schmerzgekrümmt
steif
stolz

U
überstreckt
unruhig
unsicher

V
verängstigt
verführerisch
verklemmt
verkrampft
verlegen
verschlossen
verspannt

W
weich

Z
zappelig
zitternd
zufrieden
zurückgezogen
zurückhaltend
zusammengefallen

Handhaltungen

Beobachtung:	kann auftreten bei:
Affenhand (Daumen in Ebene der Finger)	– Folge einer Medianuslähmung
Bajonettstellung der Finger als Stellungsanomalie mit Überstreckung der Grund- oder Mittelgelenke, wobei die übrigen Gelenke leicht gebeugt sind	– meist Zeichen für Hirnstammschaden
Beugung von Hand und Finger im Grundgelenk, Streckung der Finger in den übrigen Gelenken, Einwärtsdrehung des Unterarmes	– Thalamus-Schädigung
Dreizackhand (die drei gleich langen mittleren Finger stehen wie Zinken auseinander)	– Chondrodystrophie
Fakirhand (Einbohrung der Fingernägel in die Hohlhand)	– Paralysis agitans
Fallhand (hängt schlaff herab, Unfähigkeit, das Handgelenk zu strecken)	– Radialislähmung
Faustzeichen	– Tetanie
Flaggenhand (Finger stehen waagerecht ab, Daumen senkrecht)	– spinale Kinderlähmung
Flossenhand (flossenartige Stellung)	– Syringomyelie

Beobachtung:	kann auftreten bei:
Geburtshelferhand (wie bei Scheidenuntersuchung)	– Tetanie
Hängehand	– Radialislähmung
Klumphand (wie Fußstellung bei Klumpfuß)	– angeborenes Fehlen des Radiusknochens am Vorderarm – traumatisch erworbene postnatale Wachstumshemmung
Krallenhand	– Ulnarislähmung
Predigerhand (Hand in Hyperextensionsstellung, Daumen liegt in einer Ebene mit anderen Fingern, die sich in Krallenstellung befinden)	– kombinierte Ulnaris- und Medianuslähmung – Syringomyelie
Schlegelhand (Vergrößerung und Verdickung der Finger)	– Akromegalie
Schreibhaltung der Hand (wie beim Halten einer Schreibfeder)	– Tetanie
Schwurhand	– Medianuslähmung
Tatzenhand (Verdickung der Hand und der Finger)	– Syringomyelie
Versteifung der Finger oder Zehen	– Ankylodaktylie

Besonderheiten der Körperhaltung

Beobachtung:	**kann auftreten bei:**
ausgehend vom Abdominalbereich:	
kahnförmige Einziehung des Abdomens	- Bleivergiftung - Cholera - Darmkrämpfe - Meningitis
ausgehend vom Beckenbereich:	
Unmöglichkeit der Streckung der in Hüfte und Knie gebeugten Beine beim Sitzenden	- Ischias - Meningitis - Tabes - Tetanus - Urämie
Abduktionsbehinderung eines oder beider Beine	- Hüftgelenksdysplasie
Oberschenkel an den Leib gezogen (zur Schmerzlinderung)	- Appendizitis - Beckenfraktur - Peritonitis
ausgehend vom Nackenbereich:	
Büffelhöckerhaltung	- Cushing-Syndrom
Kopf zur (gesunden) Seite geneigt, Kinn zur (kranken) Seite gedreht	- Akzessoriuslähmung (XI. Hirnnerv)

Beobachtung:	**kann auftreten bei:**
schmerzhafte Schiefhaltung des Kopfes	– Grisel-Syndrom
Nackensteifigkeit (oft mit Einbohren des Kopfes in die Kissen)	– Coma diabeticum (Hyperglykämie) – Kleinhirntumor – Meningitis – Tetanus
Streckstellung des Nackens und Rückens bei angezogenen Knien	– Meningitis

ausgehend vom Rumpfbereich:

Streckstarre der Muskeln des Rumpfes, der Gliedmaßen, Hände oft innenrotiert, Opisthotonus, selten Beugehaltungen, klinische Eigenreflexe	– Blutungen im Ventrikelsystem des Gehirns – Einklemmung des Hirnstammes im Tentoriumschlitz – Endstadium von Stoffwechselerkrankungen – Epilepsie – Meningitis – Strychninvergiftung – Tetanus – Thrombosen der Arteria basilaris
morgendliche Steifigkeit im LWS-Bereich	– Bechterew-Krankheit

ausgehend vom Thoraxbereich:

Kahnform des Thorax	– Syringomyelie

Beobachtung:	kann auftreten bei:
ausgehend von der allgemeinen Körperhaltung:	
aufrechte bis sitzende Haltung	- Atemnot - Herzkrankheiten - Lungenerkrankungen
Unfähigkeit bei erhaltener Beweglichkeit zu handeln, also die Körperteile richtig zu bewegen	- Apraxie durch Hirnläsionen
wachsartige Biegsamkeit der Gliedmaßen, wobei vorgegebene Stellung beibehalten wird	- organische Hirnerkrankungen - psychogen bedingt - Schizophrenie
affektive und körperliche Erstarrung	- langdauernde Applikation von Psychopharmaka
Neigung zu Seitwärtsfallen oder -sinken	- Babinski-Nageotte-Syndrom - Paralysis agitans
ausgehend von Gehbewegungen:	
fehlende Mitbewegung der Arme beim Gehen, schlürfender Gang	- Parkinson-Syndrom - Stirnhirnerkrankung - Wilson-Krankheit - zerebellare Ataxie
Unfähigkeit zum Gehen oder Stehen	- Extrapyramidale Erkrankung (z. B. Chorea Huntington, Morbus Wilson u. a.) - psychogen bedingt

Beobachtung:	**kann auftreten bei:**
ausgehend vom liegenden Patienten:	
Beine in leichter Beuge- und Außenrotationsstellung	– Ischias-Syndrom
Bewegungen, wälzend, auf dem Boden oder im Bett, verbunden mit Schmerzausdrücken	– Koliken im Bereich von Blase Darm Galle Magen Niere
Jagdhundlage (Seitenlage mit angezogenen Beinen)	– Meningitis
auf **kranker Seite** liegend	– einseitige Pneumonie – Pneumothorax – Rippenfraktur – Rippenfellentzündung
passive Rückenlage, zusammengesunken, der Schwere nachgebend	– Schwächezustand
Streckkrämpfe beim Säugling nach dem 4.–6. Lebenstag	– Ahorn-Sirup-Krankheit
mit **überkreuzten Beinen** liegend	– Stirnhirntumor
unruhiger Wechsel der Lage	– bei Gesunden – hohes Fieber – Leichtkranke – Vorbote eines möglichen Delirs

Beobachtung:	kann auftreten bei:
ausgehend von der Sitzstellung:	
Unmöglichkeit zu Sitzen, ohne daß die Arme hinter dem Gesäß „dreifußartig" aufgesetzt werden („Dreifußzeichen")	- Meningitis
Unvermögen ruhig zu sitzen, unruhiges Umherlaufen, eigenartige Trippelmotorik	- Nebenwirkung vieler, bes. extrapyramidal stark wirksamer Psychopharmaka (meist in der 2. Woche nach Kurbeginn)
ausgehend von der Stehhaltung:	
Unfähigkeit zum Stehen oder Gehen	- extrapyramidale Erkrankung (z. B. Chorea Huntington, Morbus Wilson u. a.) - psychogen bedingt

16. Mund-, Lippen-, Gaumenbereich

Vorbemerkungen:

Blaue Lippen und Soorbefall im Rachenraum sind zwar Erscheinungen, die am häufigsten auftreten und auch entsprechend in die Krankenbeobachtung der täglichen Routine einbezogen werden, aber damit alleine ist es noch lange nicht getan.

Neben der Zunge (siehe Kapitel 30) spiegeln sich im Lippen- und Schleimhautbereich der Mundhöhle zahlreiche Erkrankungen sowohl bei kleinen als auch bei großen Patienten wider.

Die Zähne (siehe Kapitel 29) sind hier ebenfalls bewußt ausgeklammert und speziell abgehandelt, da sie in vielen Fällen völlig isoliert betrachtet werden können.

Gaumenbereich

Beobachtung:	kann auftreten bei:
Bläschen bzw. **Ulzerationen** am weichen Gaumen, klein, samtartig aufgelockerter Rachen	– Herpangina
Bläschen, stecknadelkopfgroß, flohstichartige Petechien an der Wangenschleimhaut, kleine gelblichweiße Flecken am Übergang von Lippenrot zur Lippenschleimhaut	– Enantheme bei Grippe
düsterroter Gaumenbogen, Mandeln stark geschwollen, gespickt mit stecknadelkopfgroßen gelblichen Propfen oder grauweiß bis graugelb flächenhaft belegt	– Streptokokken-Angina
Epitheldefekte, aphthenähnlich, bei Säuglingen	– Bednar-Aphthen
Geschwür, im Bereich des harten Gaumens durchgebrochen	– Gumma (Lues III) – Plattenepithelcarcinom, zerfallend
Kapillarpuls, sichtbar werdend	– Aorteninsuffizienz
Knötchen, weißlich, 1–3 mm groß, derb	– Leucokeratosis nicotina palatini
Papeln, weißlich, am harten Gaumen	– Darier-Krankheit

Beobachtung:	kann auftreten bei:
Papeln, weißlich, bis linsengroß, mit einem zentralen roten Pünktchen, aus dem bei Druck ein Tropfen klarer Flüssigkeit hervorquillt	- mangelhafte Mundhygiene - Mentholabusus - Tabakabusus
Pseudomembran, flächenhaft, grauweißlich, mit starker Rötung im ganzen Rachen	- Diphtherie
Spitzbogenform des Gaumens (hoch und schmal), durch Offenstehen des Mundes entsteht der Eindruck verminderter Intelligenz	- bei Säuglingen und im Kindesalter Hyperplasie der Rachenmandeln

Lippen

Beobachtung:	kann auftreten bei:
aufgesprungen	– Cheilitis vulgaris
Bläschen, Erosionen, Krusten, Schuppen, entzündliche Schwellungen	– Cheilitis actinica
Bläschen, gruppiert auf gerötetem Grund, die zu Krusten eintrocknen	– Herpes simplex
Blässe um den Mund herum	– Scharlach
Blutkrusten, dunkelrot	– Erythema exsudativum multiforme majus
Einrisse am Mundwinkel, ulzerierend, mit Krusten bedeckt, schlecht heilend	– Candida-albicans-Infektion bei Frauen in der Menopause; gefährdet durch: – Allergie gegen Prothesenmaterial – B-Avitaminose – Diabetes mellitus – Eisenmangelanämie – Ptyalismus – Zahnersatz – Zahnlosigkeit – Zahnstellungsanomalien – Staphylo- und Streptokokken-Infektion bei Kindern
bis **erbsgroßer**, halbkugelig vorgewölbter, transparenter Tumor	– Schleimspeichelgranulom

Beobachtung:	kann auftreten bei:
erosive Veränderungen, hartnäckig persistierend	– Cheilitis abrasiva praecancerosa
am Rand **hellrote**, runde, scheibchenförmige, im Zentrum bläuliche, zuweilen blasige, kokardenartige Herde	– Erythema exsudativum multiforme minus
hirsekorngroße, polygonale, flache, oft zentral gedellte, wachsartig glänzende, hellrote oder violette bis bräunliche, häufig stark juckende Papeln, zeigen meist weiße Punkte und Netze, Knötchen manchmal strichförmig angeordnet, zuweilen zu Platten konfluierend	– Lichen ruber planus
Infiltrationen, lackartiger Glanz, lividrot	– Cheilitis macullularis
kirschgroße, prallelastische Gebilde an der Innenseite der Unterlippe, bläulich-glasig	– mediane Lippenfistel – Schleimspeichelgranulom
Lacklippen (knallrot, leicht glänzend)	– Leberzirrhose
Narben im Mundwinkel, oberflächlich, weiß	– Lues connata
Papeln, derb, mit verhältnismäßig glatter Oberfläche, bis erbsengroß, kalottenförmig	– Lichen ruber obtusus
Pigmentflecke, um den Mund herum	– Peutz-Jeghers-Syndrom

Beobachtung:	**kann auftreten bei:**
Pigmentierung, gering, Rötung in der Mundumgebung	– Erythrose pigmentée peribuccale
Prickeln in der Lippengegend, Starre der Mundmuskulatur, ca. 20 bis 30 Minuten nach dem Muschelessen	– Saxitoxin-Vergiftung
Rhagaden im Mundwinkel	– Eisenmangelanämie
Rhagaden, Entzündungen und Abschuppungen an der Schleimhaut	– Cheilosis bei Ariboflavinose
Rötung mit streifen- und netzförmiger Epitheltrübung	– Erythematodes chronicus discoides faciei
rüsselartiges Vorschieben der Lippen (Schnauzkrampf)	– Katatonie – Melkersson-Rosenthal-Syndrom – Tetanie
rüsselartiges Vorschieben der Lippen mit Schwellung	– Ödema Quinke
Schleim- und Speicheldrüsen papulös angeschwollen, mit Entleerung visköser Flüssigkeit, stecknadelkopfgroß, purpurrot	– Cheilitis glandularis simplex
Schleimhautfalte in der Lippe, die Doppelwirkung verleiht	– Ascher-Syndrom
Schuppenbildung, krustös und geschwollen, hochrot	– Cheilitis exfoliativa

Beobachtung:	kann auftreten bei:
Schwellung der Lippen (besonders der Oberlippe), bleibend, polsterartige Schwellung der Wangen, Stirn, Gaumen und Zunge	- Cheilitis granulomatosa - Melkersson-Rosenthal-Syndrom
Schwellung der Unterlippe mit Erosionen, Krusten, Spannungsgefühl, entzündlich	- im Sommer durch UV-Licht bedingt
Stielknollen, bis haselnußgroß, gestielt aufsitzend, pilzförmig, leicht blutende dunkelrote hämangiomartige Neubildung	- Granuloma pediculatum (Granuloma teleangiectaticum) (Granuloma pyogenicum)
Verdickung, abnorm, bläulich	- Hämangiom - Lymphangiektasien
Verdickung der Lippenmuskulatur, so daß der Mund wie eine Tapirlippe (-schnauze) vorspringt	- Dystrophia musculorum progressiva
Vergrößerung	- Akromegalie
Verhärtung, besonders im Bereich der Unterlippe, hautfarben bis weißlich, flächenhaft	- Plattenepithelcarcinom
warzige Wucherungen	- Akanthose
zartrote Knötchen, dichtgestellt, stecknadelkopfgroß, reibeisenartig	- Lichen ruber follicularis seu acuminatus

Schleimhaut

Beobachtung:	**kann auftreten bei:**
Aphthen, dickwandige Bläschen im Gesicht und dem Genitale	– Aphthoid Pospischill-Feyrter bei Kleinkindern (selten)
Aphthen, multiform, infiltriert	– Behcet-Krankheit
aphthös-ulzeröse Veränderungen	– Behcet-Krankheit
Beläge auf der geröteten und kleinzellig infiltrierten Schleimhaut, blaß, weiß	– pseudomembranöse Entzündungen bei: – schwerer Diphtherie – Krupp – Larynxdiphtherie – Sublimatvergiftung – schweren örtlichen Schleimhautinfektionen
Beläge, grau-(gelb-)grünlich, teils nekrotisch, bei Ablösung blutend	– Plaut-Vincent-Angina
Beläge, weißlich, stippchen- bis flächenförmig	– Candida-Infektion
Bläschen, bläulich, bis kirschgroß, transparent	– Schleimzysten

Beobachtung:	kann auftreten bei:
Bläschen, am vorderen Gaumenbogen und weichen Gaumen, stecknadelkopfgroß, flohstichartige Petechien, kleine gelblich-weiße Flecken am Übergang von Lippenrot zur Lippenschleimhaut	– Enantheme bei Grippe
Blässe, fahl	– Eisenmangelanämie
Blutkrusten, dunkelrot	– Erythema exsudativum multiforme majus
Blutungen der Schleimhaut, stark	– Werlhof-Krankheit
Defekte, von rotem Rand umgeben, chronisch rezidivierend auftretend, weißlich, oft verbunden mit Allgemeinerscheinungen, sehr schmerzhaft, einzeln oder in geringer Zahl (2–3) auftretend	– Aphthen bei Verdauungsstörungen während der Menses; (differentialdiagnostisch: Stomatitis aphthosa bei Kindern)
düsterrote bis violette, münzen- bis handtellergroße, runde oder ovale, etwas ödematöse, zuweilen blasige Herde, mit schiefergrauer Pigmentierung	– fixes Arzneimittelexanthem
Entzündung, nekrotisierend	– Quecksilbervergiftung
Epitheltrübung, streifen- und netzförmig, Rötung	– Erythematodes chronicus discoides faciei
Erosionen, gelblich belegt	– Windpocken

Beobachtung:	kann auftreten bei:
Erytheme und Erosionen und Satelliten, begrenzt von einem polyzyklischen Saum mit nach innen gerichteter weißlicher Schuppung	– Candida-Infektion
feuerroter Rachen und geröteteter weicher Gaumen	– Scharlach
Flecken, bläulich-weiß, leicht erhaben, im Durchmesser von 0,2 bis 0,6 mm im Mittelpunkt einer linsengroßen Schleimhautrötung	– Masern
Flecken, rot, linsengroß, sich in Papeln und dann oft in zentral gedellte Bläschen und später in Pusteln umwandelnd; nach 1–2 Tagen mit gelbbräunlichen Krusten bedeckt; zuweilen juckendes Exanthem mit polymorphem Bild	– Windpocken
am Rande **hellrote**, runde, scheibchenförmige, im Zentrum bläuliche, zuweilen blasige, kokardenartige Herde	– Erythema exsudativum multiforme minus
Hyperpigmentierung	– Addison-Krankheit
Knötchen- oder plättchenförmige Einlagerungen, auch im Gesicht, Hals, Nacken, Kehlkopf	– Hyalinosis cutis et mucosa
Nekrosen im Rachen und an den Tonsillen, auch im Anal- und Genitalbereich	– Agranulozytose

Beobachtung:	kann auftreten bei:
Papeln, derb, mit verhältnismäßig glatter Oberfläche, bis erbsengroß, kalottenförmig	– Lichen ruber obtusus
Papeln, gelblich, flach, streifenförmig	– Grönblad-Strandberg-Syndrom
Papeln, hellrot oder violett bis bräunlich, hirsekorngroß, polygonal, flach, oft zentral gedellt, wachsartig glänzend, stark juckend, meist weiße Punkte und Netze zeigend, Knötchen manchmal strichförmig angeordnet, zuweilen zu Platten konfigurierend	– Lichen ruber planus
Papeln, perlmuttfarben, erbsgroß	– Lues II
pflastersteinartige Veränderungen	– Cowden-Syndrom
Plaques oder papillomatöse Wucherungen, weißlich, beetförmig	– Leukoplakia idiopathica
Rötung, fleckig, der gesamten Schleimhaut	– Masern
Schollen, plattenartig, evtl. Felderung, umschriebene Weißfärbung	– Leukoplakia oris
Teleangiektasien der Schleimhaut und Haut mit Pigmentanomalien (Café-au-lait-Flecken)	– Ataxia teleangiektatica

Beobachtung:	kann auftreten bei:
Trockenheit	– Atropin-Einfluß – Diabetes mellitus (Coma diabeticum) – Diabetes insipidus – hyperosmolares Koma
Trübung und Verdickung der Schleimhaut, weißlich	– Dyskeratosis congenita
Verfärbung, bläulich-grau	– Chrysosis

Verfärbung, abnorm bläulich (auch der Haut), („Pseudozyanose“)	– Ablagerung von körperfremden Stoffen in den Zellen der Haut z. B. bei
	  – Hämochromatose
	  – Hyperthyreose
	  – Leberzirrhose
	  – Morbus Addison
	  – ovarielle Dysfunktion
	  – Tumorkachexie
	  – Vitaminmangelerkrankung

Wucherungen, blumenkohlartig	– Papillomatosis mucosae carcinoides
Wucherungen, papillomatös und beetförmige Plaques, weißlich	– Leukoplakia idiopathica
Zyanose, rotblau mit tiefroter Schleimhaut	– Polyzythämie

Speicheldrüsen

Beobachtung:	kann auftreten bei:
abnorme Abflußstelle	– angeboren – Entzündungsfolge – Verletzungsfolge
fehlende Sekretion	– Diabetes mellitus – Durchfall – unstillbares Erbrechen – Kachexie durch Krebs – Leberzirrhose – Leukämie – starkes Schwitzen – Sjögren-Syndrom I – nach Stomatitis – Urämie – Wasserverlust
Trockenheit, abnorme	– Atrophie – Atropinmißbrauch – Diabetes mellitus – Fieber – Menopause – Sekretionsneurose

Beobachtung:	**kann auftreten bei:**
vermehrte Sekretion	- nervöse Störungen - örtliche Reizung - Frühsymptom des Oesophaguscarcinoms - reflektorisch bedingt - in der Schwangerschaft im 2. bis 4. Monat Form der Frühgestose - kleinere Wandläsionen unterer Oesophagusabschnitte
verminderte Sekretion	- Mikulicz-Krankheit

17. Nägel

Vorbemerkungen:

Finger- und evtl. Fußnägel werden im Routinebereich des Krankenhauses meist nur dann kritisch betrachtet, wenn es um die Feststellung einer Zyanose (bei Narkosen, Gipsverbänden usw.) geht oder geprüft wird, ob sie wieder einmal geschnitten oder gepflegt gehören.

Durch häufige schlechte Nagelpflege, besonders im Bereich der Fußnägel, wird anderweitigen, weniger auffälligen Veränderungen meist keine Beachtung geschenkt.

Vielfach steckt aber auch Unwissenheit über Nagelveränderungen bei verschiedenen Erkrankungen dahinter, da weder im ärztlichen noch im pflegerischen Ausbildungsbereich bisher gezielt auf dieses Gebiet Rücksicht genommen wird.

Wahrscheinlich ist das folgende Kapitel unvollständig, da nur ganz spezielle Literatur, wenn überhaupt, erschöpfend zu Einzelthemen Auskunft geben kann.

Ein Ansatz, mehr Augenmerk auf Veränderungen an den Nägeln zu richten, soll hiermit allerdings wenigstens versucht werden.

Farbveränderungen

Beobachtung:	kann auftreten bei:
bläulich	– Zyanose
bräunlich mit feinen, längsgerichteten Streifen innerhalb der Matrix	– bakterielle Endocarditis – Ekzem – malignes Melanom im Bereich der Nagelwurzel – Psoriasis
gelb	– Skleronychie-Syndrom
gelb bei Neugeborenen	– Clifford-Syndrom
gelblich, umschrieben, subungual	– Psoriasis
gelblich bis grünlichgrau, stumpf, glanzlos, deutliche Längsstreifung	– Altersnägel
gelblich, Nagelplatte verdickt, Lunula nicht sichtbar, verlangsamtes Wachstum	– asthmoide Erscheinungen – bronchitische Erscheinungen – Lymphödem infolge Hypoplasie der peripheren Lymphgefäße
Opaleszenz der Nagelplatte, blasse Zone an der Nagelspitze	– Leberzirrhose
schwärzliche Verfärbung, krallenartige Krümmung, Verdickung	– Erbfaktoren – malignes Melanom – Nervenverletzungen – Zustand nach Traumen – venöse Insuffizienz

Beobachtung:	kann auftreten bei:
Weißfärbung (punktuell, streifig, oder total)	– Alopezia areata – Arsenvergiftung – erblich bedingt – Ernährungsstörung – fieberhafte Erkrankung – Leberzirrhose – Mykosen – Nitritlösungsschäden – Traumen – unzweckmäßige Nagelpflege
weißlich mit quer verlaufenden Streifen	– chronische Arsenvergiftung – Röntgenbestrahlung der Matrix – Thalliumvergiftung – Verbrennungen des Handrückens

Änderungen der Festigkeit und Form

Beobachtung:	kann auftreten bei:
Ablösung, halbmondförmig am distalen Ende	- häufiges, langandauerndes Einwirken von Wasser und Seife
Aufsplitterung, schichtweise parallel zur Oberfläche, in Längsrichtung, bei abnormer Brüchigkeit	- Ekzem - häufige Einwirkung alkalischer Waschmittel und fettlösender Flüssigkeiten - häufiges Waschen - Hypothyreose (selten) - Nagellackentferner - Röntgenstrahlen - unzweckmäßige Maniküre - Vitamin-A-Mangel
Aplasie und Hypoplasie	- Chondro-ektodermale Dysplasie
Brüchigkeit	- Akrodynie - Darier-Krankheit - Eisenmangelanämie - Ekzem - Hyperthyreose - Hypoparathyreoidismus - Hyposiderose - neurallergische Reaktionsbereitschaft der vegetativen Hirnstammzentren und der Haut auf verschiedene Allergene (besonders Quecksilber) bei Kindern - Pellagra

Beobachtung:	kann auftreten bei:
	– Raynaud-Krankheit – Simmonds-Kachexie – Sprue – Syringomyelie – Tetanus
Brüchigkeit abnorm, mit Aufsplitterung in Längsrichtung, schichtweise, parallel zur Oberfläche	– Ekzem – häufige Einwirkung alkalischer Waschmittel und fettlösender Flüssigkeiten – häufiges Waschen – Hypothyreose (selten) – Nagellackentferner – Röntgenstrahlen – unzweckmäßige Maniküre – Vitamin-A-Mangel
Dysplasie	– Ektodermale Dysplasie – Goltz-Gorlin-Syndrom
Dystrophie	– Akrodermatitis enteropathica – Akrokeratose Bazex – Cronkhite-Canada-Syndrom – Epidermolysis dystrophica – bei langdauernder Eiweiß-(Zystin-)armer Kost
Eindellung muldenförmig (Löffelnägel)	– chronischer Eisenmangel – Ekzem – Pellagra – Raynaud-Krankheit – Sprue
Einziehungen napfförmig, stecknadelkopfgroß (Grübchennägel)	– Alopecia areata – Ekzem – Psoriasis

Beobachtung:	kann auftreten bei:
Entwicklungsstörungen	– Anhidrosis hypotrichotica
Grübchennägel	– siehe unter ‚Einziehungen'
Hohlnägel	– chronische Eisenmangelanämie
Hypoplasie und Aplasie	– Chondro-ektodermale Dysplasie
Krümmung, krallenartig, Verdickung, schwärzliche Verfärbung	– Erbfaktoren – Nervenverletzungen – Traumen – venöse Insuffizienz
Längsrisse mit Verdickung und Brüchigkeit	– Darier-Krankheit
Längsstreifung, Verdünnung der Nagelplatte	– Lichen ruber unguium
Längsstreifung, stumpf, glanzlos, gelblich bis grünlich-grau	– Altersnägel
Linienzeichnung, hell	– Eiweißmangel (?) – Form der Leukonychie
Löffelnägel (muldenförmige Eindellungen)	– chronischer Eisenmangel – Ekzem – Pellagra – Raynaud-Krankheit – Sprue
rauh, wie mit Asche bestreut, Lunulae verschwunden	– Kontakte mit Kalilauge, Mineralöl usw.

Beobachtung:	kann auftreten bei:
Spaltung vom Nagelhäutchen bis zum freien Nagelrand reichend (meist in der Mitte)	– vorübergehende Störung der Nagelmatrix
Streifung, punktuell, total, mit Weißfärbung	– Alopezia areata – Arsenvergiftung – erblich bedingt – Ernährungsstörung – fieberhafte Erkrankungen – Leberzirrhose – Mykosen – Nitritlösungsschäden – Traumen – unzweckmäßige Nagelpflege
Streifung, längs, bräunlich, fein, innerhalb der Matrix	– bakterielle Endocarditis – Ekzem – Psoriasis
Streifung, längs, gelblich bis grünlichgrau, deutlich, stumpf, glanzlos	– Altersnägel
Streifung, quer, weißlich	– chronische Arsenvergiftung – Röntgenbestrahlung der Matrix – Thalliumvergiftung – Verbrennungen des Handrückens
Tüpfelnägel (Grübchennägel) (stecknadelkopfgroße, napfförmige Einziehungen)	– Alopecia areata – Ekzem – Psoriasis

Beobachtung:	kann auftreten bei:
Uhrglasform, mit Trommelschlegelfinger, große gewölbte Nägel	– Bronchialcarcinom – Bronchiektasen – Fallot-Tetralogie bei Kindern – schwere Herzinsuffizienz – Lungentuberkulose – Pachydermoperiostose – Trikuspidalatresie
Verdickung	– angeboren – nach Erfrierungen – Mykosen – Verbrennungen
Verdickung, gelblich, Lunula nicht sichtbar, verlangsamtes Wachstum	– asthmoide Erscheinungen – bronchitische Erscheinungen – Lymphödem infolge Hypoplasie der peripheren Lymphgefäße
Verdickung, krallenartige Verkrümmung, schwärzliche Verfärbung	– Erbfaktoren – Nervenverletzungen – Traumen – venöse Insuffizienz
Verdickung, Längsrisse, Brüchigkeit	– Darier-Krankheit
Verdünnung, Längsstreifung	– Lichen ruber unguium
Verlust	– Akrodermatitis suppurativa continua – schwere Allgemeinerkrankungen – anlagebedingt – Dermatitis exfoliativa generalisata

Beobachtung:	kann auftreten bei:
	- Ekzem - Entzündungen im Nagelbereich - Epidermolysis bullosa hereditaria dystrophica - funktionsunfähige Nagelmatrix - Lichen ruber striatus - Trichophythie
Verlust mit chronisch schubweiser Pustelbildung an Fingern oder Zehen mit straffer Atrophie der Haut	- Akrodermatitis-Form
Vertiefungen, rißförmig von einem Rand zum anderen über den Nagel laufend	- normal bei Säuglingen gegen Ende des 1. Monats, sonst nach schweren Erkrankungen und Intoxikationen - Fingerekzem - nach Pneumonie - nach Typhus
Weichheit (abnorm) und dünn	- Magen-Darm-Störungen - Schweißfuß
Zersplitterung	- durch Trockenheit im Alter
Zerstörung	- Psoriasis - Zystinmangelschaden

Sonstige Erscheinungen

Beobachtung:	kann auftreten bei:
Blasenbildung, groß, rasch eitrig werdend, an der Fingerspitze oder um das Nagelbett	– Bulla rodens
Erytheme und Erosionen, begrenzt von einem polyzyklischen Saum mit nach innen gerichteter weißlicher Schuppung, weißliches Eiterbläschen, das aufbricht	– Candida-Infektion
Geschwürsbildung am Wall	– syphilitischer Primäraffekt
Kapillarpuls sichtbar, bei Druck auf Nagelrand	– Aortenklappeninsuffizienz
Nagelhäutchen wächst über die Nagelplatte und haftet an ihr fest	– kongenitale ektodermale Dysplasie – Lichen ruber planus – Raynaud-Krankheit
Papeln, epidermal, flach, von 3–4 mm Größe, oft in großer Zahl ausgesät, bei Jugendlichen	– Verruca plana juvenilis
rötliche, schuppende, erosive, lamellöse und/oder pustulöse Hautveränderungen	– Akrodermatitis enteropathica
Rundherde, rot, scharf begrenzt, juckend, randbetont, oft im Zentrum abheilend	– Trichphytia superficialis

Beobachtung:	kann auftreten bei:
Schwellung des Walles, schmerzhaft	– Paronychia chronica

18. Nase

Vorbemerkungen:

Die allermeisten Erkrankungen und Störungen im Nasenbereich laufen im Inneren ab. Somit ist die makroskopische Beobachtung ohne Hilfsmittel sehr stark eingeschränkt.

Meistenteils geben die Patienten auch subjektive Beschwerden an, die dann erst im einzelnen genau überprüft werden müssen und ohnehin spezielle mehr oder weniger aufwendige Untersuchungen nach sich ziehen.

Im Gegensatz zu vielen anderen Bereichen ist der Nasenbereich doch ein Gebiet, an dem Störungen sehr frühzeitig auffallen, da man seinen Mitmenschen im allgemeinen ins Gesicht sieht und so unwillkürlich auf Abnormitäten aufmerksam wird.

Beobachtung:	kann auftreten bei:
blaurote Färbung bei 15–18° Außentemperatur, auch an Händen, Füßen, Knien, bei starker Abkühlung auch hellrote Flecken	– Akrozyanose (differentialdiagnostisch: symptomatisch bei Herz-Lunge-Erkrankungen, Kryoglobulinämie)
Blutungen	– Aortenklappenfehler – Arteriosklerose – Basalfibroid – Druckluftkrankheit (Caisson-K.) – Fraktur des Nasenseptums – habituell oder essentiell im Kindesalter – hämorrhagische Diathese – Hypertonie – Infektionskrankheiten – Leukämie – Lues – Lupus – maligne Tumoren – Nasendiphtherie – nervöse Personen – Osler-Rendu-Weber-Krankheit – Panmyelophthise – perniziöse Anämie – Schädelbasisfraktur – Septumpolypen – Tuberkulose – Urämie

Beobachtung:	kann auftreten bei:
braunrote Infiltrate, die unter Glasspateldruck als graugelbliche lupoide Flecken auftreten (kleinknotig, ringförmig oder großknotig)	– Boeck-Krankheit
fehlendes Geruchsvermögen	– Abszeß – endonasale Veränderungen – Geruchsnervenschädigung nach Contusio cerebri – Geschwülste – Hirnschädigungen wie Contusio cerebri, Schädelbasisbruch u. a. – Meningitiden in der vorderen Schädelgrube – Schädelbasisfraktur – Stirnhirntumor – Tumor des Olfaktoriusnerven
flache, kleine Nase	– Zebozephalie
Flüssigkeitsaustritt in Intervallen oder längerdauernd	– Liquoraustritt z. B. bei Schädelbasisfraktur
Juckreiz mit Schniefen und Schnüffeln speziell bei Kindern	– allergischer Tic – Heuschnupfen
Knötchen, kleine helle und rotgefärbte dunklere, erhaben, Pusteln und Bläschen, bläulich verfärbte Haut, kalt, Hyperhidrosis	– Granulosis rubra nasi

Beobachtung:	kann auftreten bei:
Knötchen, blaßgelb, halbkugelig, symmetrische Aussaat, besonders an Nasen-Wangen-Falte	- Epithelioma adenoides cysticum
Knötchen, rot-gelblich, bis hirsekorngroß, weich, symmetrisch angeordnet	- Pringle-Bournville-Syndrom
Knoten am Nasenrücken, blaurot, bohnengroß, halbkugelig, derb, nahe Augenwinkel (sehr selten)	- Angiolupoid (zur Boeck-Krankheit gehörend)
„Nasenflügeln“	- allergisches Asthma - Bronchiolitis
Papeln, blaßrot, stecknadelkopfgroß, gruppiert, oft eine gelbliche Spitze aufweisen und häufig auf gerötetem, leicht schuppendem Grund stehend, besonders Naso-Labialfalte, Kinn, Wange, Lider, Stirn	- Rosacea-artige Dermatitis (Periorale Dermatitis, Faciale Dermatitis) (Cortison-Salben!!)
Plaques, rötlich violett, keratotisch, unscharf begrenzt, auch an Händen, Füßen und Ohren	- Akrokeratose Bazex
„Sattelnase“ (sattelförmig eingesunken)	- Lues - stumpfe Gewalteinwirkung
scheibchenförmige, runde, im Zentrum bläuliche, zuweilen blasige, am Rand hellrote, kokardenartige Herde	- Erythema exsudativum multiforme minus

Beobachtung:	kann auftreten bei:
leicht **schuppende**, rötliche, psoriasisähnliche Herde	- seborrhoisches Ekzem
Sekretion, eitrig, stinkende Borken, aashafter Gestank	- Ozäna
spitze, „abgegriffen" aussehende Nase, verengte Mundöffnung, radiäre Falten mit Teleangiektasien (Maskengesicht)	- Sklerodermia diffusa seu progressiva
Überempfindlichkeit des Geruchssinnes	- Epilepsie - Hysterie - Schläfenlappentumor
Verbreiterung der Nasenwurzel, mediane Furchenbildung	- Doggennase durch embryonale Entwicklungsstörungen - Down-Syndrom
Vergrößerung	- Akromegalie - Rhinophym-Knollennase bei Rosacea
Verlegung der Nase einseitig, Nasenbluten, Geruchsverlust	- selten auftretendes Ästhesioneuroblastom am Olfaktoriusnerven

19. Ohr

Vorbemerkungen:

Viele Erkrankungen und Störungen im Ohrbereich spielen sich im Inneren ab und sind so der makroskopischen Beobachtung ohne Hilfsmittel entzogen.

Subjektive Störungen, die von den Patienten angegeben werden, müssen durch einen Facharzt mittels umfangreicher Untersuchungen abgeklärt werden.

Einige akustische Störungen und Veränderungen an Ohrmuschel und äußerem Gehörgang können aber relativ leicht erkannt werden. Die Differenzierung, ob es sich um leichte oder bedrohliche Störungen handelt, obliegt dann ausschließlich dem Facharzt.

Nicht immer lassen sich aber Abnormitäten am Ohr auf den ersten Blick erkennen, da zwar der Ohrbereich im weitesten Sinne noch im Gesichtsbereich liegt, aber oft durch Haare überdeckt ist und es dadurch einer erhöhten und gezielten Beobachtung bedarf, um auch hier alle Merkmale erfassen zu können.

Akustische Auffälligkeiten

Beobachtung:	kann auftreten bei:
Ertaubung, plötzlich	- akustische Traumen - Halswirbelsäulenerkrankungen - Infektionskrankheiten - ototoxische Pharmaka - Schädeltrauma - Spasmen kleiner arterieller Gefäße des Innenohres - Streß (physisch und psychisch)
Halluzinationen des Gehörs als Geräusch, Knallen, Zischen, Lispeln, Wispern usw. erlebt	- Schizophrenie
Hörminderung	- Akustikusneurinom
Innenohrschwerhörigkeit	- Alport-Syndrom
Ohrensausen	- Chininvergiftung
Ohrschwindel, Schwerhörigkeit mit Ohrensausen und Hinterkopfschmerz	- Barany-Syndrom - seröse Meningitis im Kleinhirnbrückenwinkelgebiet

Sekretionen aus dem Gehörgang

Beobachtung:	kann auftreten bei:
blutend	– Druckluftkrankheit (Caisson-Krankheit) – Trauma – Trommelfellverletzung
fötide riechend	– Knocheneiterung bei chronischer Mittelohrentzündung
gelblich-bräunlich bis braun, fettig	– normales Ohrschmalz aus Talg- und Schmalzdrüsen
hellgelb, dünnflüssig, bitter	– Absonderungen der apokrinen Schweißdrüsen im äußeren Gehörgang
intervallartig oder **andauernd**	– Liquoraustritt (z. B. bei Schädelbasisfraktur usw.)
schleimig-eitrig	– chronische Mittelohrentzündung
serös, eitrig, blutige Absonderungen, geruchlos oder übelriechend	– Gehörgangsfurunkel – Mittelohrentzündung nach Durchbrechung des Trommelfelles – Schädelbasisfraktur
stinkend, schmieriger Brei im Gehörgang, juckend	– Gehörgangsekzem, allergisch

Visuelle Abweichungen

Beobachtung:	kann auftreten bei:
Blasen, Erosionen und Krusten im Bereich der Ohrmuschel	- Bullöses Pemphigoid - Erythematodes chronicus integumentalis - Pemphigus vulgaris - Porphyria cutanea tarda
Erytheme und Erosionen, mit Satelliten, begrenzt von einem polyzyklischen Saum mit nach innen gerichteter weißlicher Schuppung	- Candida-Infektion
Knötchen und Knoten, nicht schmerzhaft	- Basaliom - Keratoakanthom - Plattenepithelcarcinom
Knötchen, hirsekorngroß, sehr schmerzhaft	- Chondrodermatitis nodularis chronica helicis
Mißbildungen der Ohrmuschel	- Cockayne-Syndrom - Dyskranio-pygo-phalangie - Verletzungsfolgen
rötlich violette, keratotische, begrenzte Plaques	- Akrokeratose Bazex
leicht **schuppende**, rötliche, psoriasisähnliche Herde, hinter dem Ohr auftretend	- seborrhoisches Ekzem
andauernde **Schwellung mit Rötung** eines Ohrläppchens	- Lymphadenosis cutis benigna

Beobachtung:	kann auftreten bei:
tiefsitzender, mangelhafter Ansatz der Ohrmuschel	- Down-Syndrom
tiefer Ohransatz	- Cri-du-chat-Syndrom - Edwards-Syndrom

20. Puls

Vorbemerkungen:

Die Kontrolle des Pulses ist eine täglich millionenfach ausgeführte Kontrolle bei Gesunden und Kranken. In den allermeisten Fällen allerdings wird lediglich die Frequenz geprüft.

So aussagekräftig dieser Wert sein kann, so viel an Beobachtungskriterien geht doch gleichzeitig verloren, wenn nicht auch Rhythmus und Qualität mit kontrolliert werden.

Das Zusammenspiel dieser drei Komponenten kann oft wesentliche Hinweise auf Verbesserung oder Verschlechterung des Zustandes geben.

Während sich Frequenz und Rhythmus leicht durch technische Geräte exakter und permanenter kontrollieren lassen als durch die menschliche Kraft, so muß man doch dabei berücksichtigen, daß die Technik auch versagen oder falsch arbeiten kann.

Die Qualitätsprüfung allerdings kann auch die beste Elektronik nicht übernehmen. Hier ist jede am Krankenbett arbeitende Kraft ganz persönlich gefordert.

Auch wenn man berücksichtigt, daß Angaben über Pulsqualitäten stets rein subjektiv sind, so lassen sich doch gewichtige Schlüsse letztendlich daraus ziehen.

Da praktisch jede Änderung in der Physiologie des Körpers irgendwelche Pulsreaktionen nach sich zieht, ist es unmöglich, alle Erkrankungen aufzuführen, die z. B. mit einer Bradycardie oder einer Tachycardie einhergehen. Eine kleine Auswahl soll deshalb jeweils beispielgebend sein.

Mehr Gewicht in diesem Kapitel liegt deshalb auf den Abschnitten „Qualität" und „Rhythmus", sowie einigen „Besonderheiten", die sich nicht in die drei oben genannten Kriterien einfügen lassen.

Vorweg aber eine rein alphabetisch geordnete Sammlung von Eigenschaftswörtern, wie sich der Puls – unabhängig von einer Trennung nach Frequenz, Qualität und Rhythmus – für die Dokumentation der Krankenbeobachtung beispielsweise beschreiben läßt.

Eigenschaftswörter

arrhythmisch
aussetzend
doppelschlägig
durchdringend
fadenförmig
gleichmäßig
hart
klein
langsam
regelmäßig
schnell
schwirrend
stark
stolpernd
unbestimmt
unregelmäßig
leicht unterdrückbar
schwer unterdrückbar
wahllos schlagend

Besonderheiten

Beobachtung:	kann auftreten bei:
Differenz zwischen oberer und unterer Körperhälfte	- Aortenbogen-Syndrom
Pulsation der Hautkapillaren	- Aortenklappeninsuffizienz
Pulslosigkeit an den Armarterien bei gut tastbaren Fußpulsen	- Aortenbogen-Syndrom
Pulslosigkeit in der Leistenbeuge	- abdominaler Aortenverschluß
schnell und klein bei Einatmung, langsam bei Ausatmung	- abhängig von der Vaguserregung, ohne Beziehung zum Herzzustand

Frequenz

Beobachtung:	kann auftreten bei:
Bradycardie	– chronische Anilinvergiftung – Contusio cortis – Digitalisüberdosierung – erhöhter Druck auf Carotissinus – Erregungsleitungsstörungen – Gelbsucht – gesteigerter Hirndruck – Hirntumor – Hunger – Hypothyreose – Mediastinaltumor – Medikamentenwirkung – Meningitis – Oesophagusdivertikel – Psychopharmaka – Reizbildungsstörungen – Reizleitungsstörungen – Schädel-Hirn-Trauma – Schlaf – starke Sedierung – Sportlerherz – Typhus abdominalis – Vagotoniker – Verdauungsstörungen
extreme Bradycardie	– Adam-Stokes-Anfall – intrakranielle Drucksteigerung infolge Nervus-Vagus-Reizung
relative Bradycardie	– Q-Fieber – Typhus abdominalis

Beobachtung:	kann auftreten bei:
Tachycardie	– Agranulozytose – akute Adrenalinausschüttung – Akrodynie – Anämie – anaphylaktischer Schock – Antabus-Syndrom – Aplastisches Syndrom – Atropin-Einfluß – Azetaldehyd-Syndrom – Blutungen – Bronchiolitis – Coma diabeticum (Hyperglykämie) – offener Ductus Botalli – Eisenmangelanämie – hohes Fieber – Gasödemerkrankung – Herzerkrankungen wie akute entzündliche rheumatische Carditis, diffuse Myocardschäden usw. – Hyperthyreose – Kaffeeabusus – Nikotinabusus – Schock – Thyreotoxikose
extreme Tachycardie (Kammerflattern, -flimmern)	– Adam-Stokes-Anfall

Beobachtung:	kann auftreten bei:
paroxysmale Tachycardie	– Arteriosklerose – Herzmuskelschaden – Hyperthyreose – Infektionskrankheiten – Klimakterium – Sympathikusreizung – Vaguslähmung
Mischformen	– arteriosklerotische oder entzündliche Herde im Überleitungssystem – Ausfall eines Herzschrittmachers – Digitalisintoxikation – Koronarinsuffizienz – Myocardinfarkt
schnell ansteigende Frequenz	– offener Ductus Botalli
schnell und klein bei Einatmung, langsamer bei Ausatmung	– abhängig von Vagusreizung, ohne Beziehung zum Herzzustand
stufenförmiges Ansteigen bei gleichbleibender Temperatur („Kletterpuls“)	– Beginn von Thrombosen und Embolien

Qualität

Beobachtung:	kann auftreten bei:
Drahtpuls (sehr hart, bei gleichzeitigem Anstieg des systolischen und diastolischen Blutdruckes)	– Eklampsie – fixierter nephrogener Hochdruck
Druckpuls	– Disäquilibrium-Syndrom – Hirndrucksteigerung
fadenförmig (klein, schnell, leicht unterdrückbar)	– Hypotonie – evtl. beginnender Kollaps
groß (gut gefüllt)	– Hirndrucksteigerung, z. B. Apoplexie
hart	– Hypertonie – Schrumpfniere
hart, klein	– in starr verengten Arterien
sehr hart (durch gleichzeitigen Anstieg von systolischem und diastolischem Blutdruck) (nicht verwechseln mit Druckpuls!)	– Eklampsie – fixierter nephrogener Hochdruck
klein fliegend	– Bronchiolitis
klein frequent	– anaphylaktischer Schock – Blutungen – Contusio cerebri
klein hart	– in starr verengten Arterien
klein fadenförmig, schnell, leicht unterdrückbar	– Hypotonie – evtl. beginnender Kollaps

Beobachtung:	kann auftreten bei:
klein, fliegend	– Bronchiolitis
klein, schlecht gefüllt	– Blutungen
leicht unterdrückbar, klein, schnell, fadenförmig	– Hypotonie – evtl. beginnender Kollaps
schlecht gefüllt, klein	– Blutungen
fühlbares **Schwirren** über den Karotiden	– Aortenstenose
verschiedene Qualität am rechten und linken Arm	– Aortenaneurysma – Aorteninsuffizienz
weich	– allgemeine Schwäche – Fieber (bei manchen Infektionskrankheiten) – Herzschwäche – Hypotonie – Kollaps
weich, stark beschleunigt	– Puerperalfieber

Rhythmus

Beobachtung:	kann auftreten bei:
absolute Arrhythmie	- Herzmuskelerkrankungen - Hyperthyreose - schwere Infektionskrankheiten
Bigeminusarrhythmie	- Digitalisüberdosierung
extrasystolische Arrhythmie (intermittierender Puls)	- Herzkrankheiten - Nikotinabusus - psychische Ursachen
Zwillingspuls (Bigeminusarrhythmie)	- Digitalisüberdosierung

21. Schlaf

Vorbemerkungen:

Der Schlaf ist eine physiologische Form des Bewußtseinsverlustes. Der Schlafbedarf des einzelnen ist sehr unterschiedlich und von mannigfaltigen Faktoren abhängig; z.B. vom Alter, vom Grad der physischen Anstrengung, vom psychischen Zustand usw. Normalerweise rechnet man mit folgendem jeweiligen Schlafbedarf:

– bis zum ersten Lebensjahr		18–20 Std.
– im Kleinkindalter		12–14 Std.
– im Schulalter		10–11 Std.
– im Erwachsenenalter	bei körperlicher Tätigkeit	ca. 8 Std.
–	bei geistiger Tätigkeit	6– 8 Std.
– im Greisenalter (ohne erhöhte Arbeitsleistung)		$<$6 Std.

Die Länge des Nachtschlafes ist auch abhängig von den Ruhepausen, die der Körper tagsüber einlegen kann.

Gerade ältere Menschen, die tagsüber Ruhe-(Schlaf-)phasen einlegen, werden nachts nicht mehr den gewohnten durchgehenden Schlaf finden und demnach über „Schlaflosigkeit“ klagen.

Ob es sich jeweils um Ein- oder Durchschlafstörungen usw. handelt, läßt sich nur bedingt aus den subjektiven Angaben der Betroffenen beurteilen. Hier gibt eine gezielte, objektive Beobachtung mehr Sicherheit in der Beurteilung.

Die Qualität des Schlafes kann natürlich vom Beobachter nicht beurteilt werden. Selbst intensive Schlafforschungen haben bisher noch zu wenig wissenschaftliche Aussagen dazu machen können.

Das Phänomen „Schlaf“ ist noch längst nicht ausgeforscht.

Beobachtung:	kann auftreten bei:
Einschlafstörungen	- schwerverdauliche Mahlzeiten - psychisch bedingt (z. B. Angst, Aufregung, Depressionen, manische Zustände, Überarbeitung, Sorgen) - Erkrankungen des Schlafzentrums im Zwischen-/Mittelhirn - Schmerzzustände - durch Umweltbedingungen (z. B. Lärm, Licht, schlechtes Bett, schlechte Lage, schlechte Luft, ungewohnte Umgebung, Wärme)
Ein- und Durchschlafstörungen	- Atemnot - Blutungen - Durchfall - Erbrechen - Herzklopfen - Husten, Schnupfen - Hyperthyreose - Juckreiz verschiedener Genese - Meteorismus - Nykturie - Schmerzzustände - Temperaturanstieg
Durchschlafstörungen	- häufig im Greisenalter („Greisenschlaf“) - hohes Fieber

Beobachtung:	kann auftreten bei:
Müdigkeit (ausgeprägt)	- Addinsonismus - Anämie - Hyperglykämie - Hypervitaminose von Vitamin A
gesteigertes Schlafbedürfnis	- nach Anstrengungen - epidemische Enzephalitis („Europäische Schlafkrankheit“) - psychisch als „Flucht in den Schlaf“ - Rekonvaleszenz
Schlafanfälle, zwanghaft, am Tag von Minuten bis Stunden dauernd	- idiopathisch auftretend - postenzephalitisch auftretend
Schlaflosigkeit	- chronische Brom-Überdosierung - chronischer Morphinismus - Hypervitaminose von Vitamin C - Psittakose - Quecksilbervergiftung
Schlafstörungen	- Abstinenzerscheinungen z. B. bei Alkoholikern, Morphium-, Neuroleptika-, Psycholeptika-Schlafmittelabhängigen) - Bleitetraäthyl-Vergiftung - Eisenmangelanämie - Rachitis

Beobachtung:	kann auftreten bei:
– bei Säuglingen und Kindern, z. B. morgens nicht ausgeschlafen und unaufmerksam in der Schule	– Hyperplasie der Rachenmandeln
Schlafumkehr (bei Tag schlafen, nachts wach)	– starke Arteriosklerose
– bei Kindern	– neurallergische Reaktion des Hirnstammes auf verschiedene Allergene (z. B. Quecksilber)
– bei Kindern zwischen dem 6. Lebensmonat und dem 5. Lebensjahr	– charakteristisch für Akrodynie

22. Schmerz (und Juckreiz)

Vorbemerkungen:

Schmerzempfindung und **Juckreiz** sind keine eigenständigen Erkrankungen, sondern Symptome, die auf Störungen im Körper aufmerksam machen. Es sind Alarmsignale.

Die Tatsache der Mißempfindung reicht aber noch nicht aus, um die Ursachen erkennen zu können. Die Phänomene „Schmerz" und „Juckreiz" sind vielfältig und sehr individuell.

Da der Juckreiz am häufigsten in Verbindung mit Hauterscheinungen auftritt, soll hier nur ganz kurz auf den Juckreiz als solchen eingegangen werden. Lokale Erscheinungen sind im Kapitel 12 (Haut) bei den jeweiligen Hautsymptomen angegeben.

Differenzierter ist der **Schmerz** zu betrachten, so daß nähere Beschreibungen unerläßlich sind.

- **Wo?**
  - streng lokalisiert
  - diffus
  - ausstrahlend
- **Wie?**
  - brennend
  - bohrend
  - klopfend
  - kolikartig
  - stechend
  - wehenartig
  - ziehend
- **Wann?**
  - nach Aufregung
  - nach Anstrengung

  - vor/nach/beim Essen
  - nachts
  - tags
- **Wie lange?**
  - kurz
  - dauernd
  - intervallartig

Dies sind nur einige Anhaltspunkte, wie der Schmerz im einzelnen zu beschreiben wäre.

Neben streng definierbaren Empfindungen nach den obigen Regeln sind noch die sogenannten *„Phantom-“* oder *„Scheinschmerzen“* von Bedeutung, die Empfindungen an nicht mehr vorhandenen Körperteilen darstellen.

Man kennt auch noch *„Head'sche reflektorische Schmerzen“*, d.h. Hautüberempfindlichkeiten auf Schmerz und Berührung bei Erkrankung innerer Organe in Zonen, die ihre sensiblen Fasern aus demselben Rückenmarksegment beziehen wie die entsprechenden Organe.

Dies zu diagnostizieren übersteigt allerdings die Möglichkeiten des pflegerischen Bereiches und ist Fachleuten vorbehalten.

Jedoch sollte man von dieser Tatsache Kenntnis besitzen, um falsche Folgerungen aus diesen Erscheinungen zu vermeiden.

Juckreiz

Beobachtung:

generalisierter Juckreiz

kann auftreten bei:

- Alkoholismus
- Allergie auf:
  - Getränke
  - Medikamente
  - Nahrungsmittel
- Arteriosklerose
- Diabetes mellitus
- Exsikkationsekzematid (zuviel Baden, Duschen, Waschen der Haut)
- Hypertonie
- Lebererkrankungen
- Leukämie
- Lymphogranulomatosis maligna
- Nephritis
- progressive Paralyse
- Skabies (bei Bettwärme verstärkt)
- Überempfindlichkeit gegenüber Wäschestoffen bei
  - Neurodermitis constitutionalis und Allergien
- Wurmbefall

Beobachtung:

lokales Jucken am Scheideneingang

kann auftreten bei:

- allergisches Kontaktekzem
- Ausfluß
- Diabetes mellitus
- Enterobien
- Klimakterium
- Kraurosis
- Leukoplakie
- mangelnde oder übertriebene Sauberkeit
- Skabies
- Soor-Infektion
- Trichonomaden-Infektion

Art und Weise des Schmerzes

Beobachtung:	kann auftreten bei:
Belastungsschmerz in Gelenken	– Arthrosis deformans
blitzartig	– Tabes dorsalis
bohrend oder dumpf, leichter Schmerz hinter dem Sternum oder im Rücken	– Bronchialcarcinom
bohrend, nächtliche Knochenschmerzen (besonders Schienbein, Schädelknochen)	– Syphilis
brennend auf der Zunge	– unterschiedliche Metallplomben in den Zähnen – Prothesenunverträglichkeit – Soor-Infektion – Vitamin-B_{12}-Mangel
brennend, oft Stunden dauernde schmerzhafte Empfindung, die nach Genuß kleiner Alkoholmengen in erkrankten Organen (z.B. Lymphknoten und Knochen) auftritt	– Alkoholschmerz bei Lymphogranulomatose
brennend, im Mastdarm und quälendes Jucken	– Anorektales Syndrom
brennend, beim Wasserlassen, Jucken in der männlichen Harnröhre	– Candida-Infektion

Beobachtung:	kann auftreten bei:
brennend, schmerzhaft in den Füßen, meist nachts, anfallsweise	- Burning-feet-Syndrom - Diabetes mellitus - INH-Überdosierung - bei degenerativen Lebererkrankungen - Periarteriitis nodosa - Vitamin-B-Mangel
Brennen der Fußsohle im Stehen, nachlassend beim Gehen	- chronisch venöse Insuffizienz
Doppelempfindlichkeit (erst wird Berührung oder Stich bemerkt, dann später Schmerz)	- Tabes dorsalis
Druckschmerz im rechten Oberbauch	- akute Galle
Druck im Oberbauch, 15 Minuten oder 1–4 Stunden nach dem Essen	- Dumping-Syndrom
dumpf oder bohrend, leichter Schmerz hinter dem Sternum oder im Rücken	- Bronchialkarzinom
Druck- oder Spontanschmerz in der Leistengegend	- Beckenvenenthrombose
gürtelartiges Gefühl oder Schmerz	- entzündliche Rückenmarkserkrankungen - Rückenmarkstumor
Kälteempfindlichkeit der Akren (mit Zyanose und Durchblutungsstörungen)	- Kryoglobulinämie

Beobachtung:	kann auftreten bei:
kolikartig über den ganzen Bauch hinweg (Beginn kann zeitlich sehr genau angegeben werden)	– Appendizitis
kolikartig im Bauch	– Bakterienruhr
kolikartig in der Nabelgegend oder rechtem Unterbauch	– Enteritis necroticans
kolikartig in der Gallengegend mit Ausstrahlung in den rechten Arm und rechte Schulter	– Cholelithiasis – Cholezystitis
Parästhesien anfangs, später starke Schmerzen	– Akonitin-Vergiftung
schubweise in den Gelenken	– Erythematodes
spastisch im Oesophagus (oft beim Essen auftretend)	– Barsony-Teschendorf-Syndrom
spontan im rechten Oberbauch	– akute Galle
spontan und Druck in der Leistengegend	– Beckenvenenthrombose
totes Gefühl im Finger nach Kälteeinwirkung	– Digitus mortuus
zwanghaftes Wasserlassen mit Schmerzen	– Blasenentzündung – Harnröhrenentzündung

Dauer des Schmerzes

Beobachtung:	kann auftreten bei:
bis Stunden dauernde, schmerzhafte Empfindung in erkrankten Organen (z. B. Lymphknoten, Knochen), wenige Minuten nach Genuß kleiner Alkoholmengen	– Alkoholschmerz bei Lymphogranulomatose
über Stunden, bis zu 2–3 Tagen, im mittleren oder rechten Oberbauch, mit Ausstrahlung in das rechte Schulterblatt (nicht selten mit Übelkeit und Brechreiz)	– krankhafter Prozeß im Bereich der Gallenwege
Dauerschmerz in Gelenken	– Arthrosis deformans

Lokalisation des Schmerzes

Nach Körperregionen von Kopf bis Fuß geordnet

Beobachtung:	**kann auftreten bei:**
Kopfbereich:	
allgemeiner Kopfschmerz	– Anurie – Azetaldehyd-Syndrom
– mit Gliederschmerzen	– Bleivergiftung – Hypoglykämie
– beim Aufsitzen	– Liquorunterdruck – nach Operationen – Schädeltrauma
Gaumenbereich	– Glossopharyngikus-Neuralgie
Hinterhaupt	– Tornwald-Zyste
Hinterkopf mit Ohrschwindel, Ohrensausen, Schwerhörigkeit	– Barany-Syndrom bei seröser Meningitis im Kleinhirnbrückenwinkelbereich
Nackenbereich, doppelseitig über Hinterkopf bis in Scheitelgegend	– Okzipital-Neuralgie
Nasenbereich und Gaumensegel, brennend	– faziale Sympathalgien (Sluder-Neuralgie)
Ohr, äußerer Bereich	– faziale Sympathalgie (Hunt-Neuralgie)
Trigeminus-Bereich	– Arteria-vertebralis-Insuffizienz

Beobachtung:	**kann auftreten bei:**
Wangenbereich, vor, im, hinter dem Ohr, begleitet von Tränen- und Speichelsekretion	– Intermedius-Neuralgie
Zunge, brennend	– Vitamin-B_{12}-Mangel
Brustbereich:	
Herzschmerz	– allergisch-epigastrisches Syndrom – Herzerkrankungen
Lungenschmerz	– akute Bronchitis – entzündliche Lungenprozesse
Oesophagus, schmerzhaftes Schlucken	– wucherndes Karzinom
Oesophagus, spastisch (oft beim Essen auftretend)	– Barsony-Teschendorf-Syndrom
präcordial (oder retrosternal)	– Pericarditis
retrosternal	– Mediastinitis – Pericarditis
retrosternal, heftig	– Mediastinitis – Pericarditis
retrosternal, in Schulter- und Halsregion ausstrahlend	– Angina pectoris
retrosternal, Fremdkörpergefüh	– Oesophagusdivertikel

Beobachtung:	kann auftreten bei:
retrosternal, dumpf oder bohrend leichter Schmerz, evtl. im Rücken	– Bronchialkarzinom
retrosternal, mit Oesophagusspasmen, oft beim Essen, mit Regurgitation von massigem Speichel und Schleim	– Barsony-Teschendorf-Syndrom
retrosternal oder hoch im linken Oberbauch, Krämpfe oder Schmerzen, oft verbunden mit Luftaufstoßen, Magensaftrückfluß, Oesophagusbrennen, Regurgitation von Speisen, nächtlichen „Angina-pectoris-ähnlichen“ Anfällen	– Hiatushernie
Bauchbereich:	
allgemein abdominell	– Autoimmunhämolytische Anämie mit inkompletten Wärmeantikörpern (akut: selten)
(bis zur Kolik)	– Bakterienruhr
allgemeine Schmerzen, heftig, bohrend oder schneidend, verstärkt bei Husten, tiefer Inspiration, Aufsitzen usw.	– Peritonitis
Bauchdeckenspannung	– akutes Abdomen
Oberbauchbeschwerden, unbestimmt	– Coma diabeticum (Hyperglykämie)

Beobachtung:	kann auftreten bei:
Oberbauchschmerz	– allergisch-epigastrisches Syndrom – Ulcus ventriculi
Oberbauchbeschwerden, die vor dem Stuhlgang auftreten und nach der Darmentleerung verschwinden	– Prozesse im Kolon
Oberbauchdruck 15 Minuten oder 1 bis 4 Stunden nach dem Essen	– Dumping-Syndrom
im linken Oberbauch Krampf oder Schmerz hoch oben, oft verbunden mit Luftaufstoßen, Magensaftrückfluß, Oesophagusbrennen, Regurgitation von Speisen, nächtliche „Angina-pectoris-ähnliche" Anfälle	– Hiatushernie
linksseitige Oberbauchkoliken, sehr heftig oder dauernd	– Pankreassteine
mittlerer oder rechter Oberbauch, mit Ausstrahlung in das rechte Schulterblatt über Stunden bis zu 2–3 Tagen (nicht selten mit Übelkeit und Brechreiz)	– krankhafter Prozeß im Bereich der Gallenwege
rechter Oberbauch, Spontan- oder Druckschmerz	– akute Galle
rechter Oberbauch, heftige Beschwerden	– Perihepatitis acuta gonorrhoica

Beobachtung:	kann auftreten bei:
rechter Oberbauch	– Stauungsleber
Gallegegend, kolikartig mit Ausstrahlung in den rechten Arm und die Schulter	– Cholelithiasis – Cholezystitis
Magen, zwei bis vier Stunden und später nach dem Essen	– Ulcus duodeni
Ober- und Mittelbauch	– Anastomosenulcus nach gastrojejunaler Anastomose
Nabelgegend, wehenartige Krampfschmerzen (typisch: Krampf während 10–20 Sekunden äußerst intensiv, dann unter gurgelnden Geräuschen einige Minuten nachlassend, während weniger Sekunden erneut wiederkehrend)	– Dünndarmileus
Nabelgegend oder rechter Unterbauch	– Enteritis necroticans
linke Bauchseite	– Perikolitis sinistra
Unterleibsgegend, plötzlich auftretend, heftigst	– akute Salpingitis
Unterleibsgegend, stechend, ziehend, zeitweise auftretend	– subakute Salpingitis
suprapubisch	– Blasenkarzinom
links suprapubisch oder iliakal	– Divertikulitis
Leistengegend, Spontan- und Druckschmerz	– Beckenvenenthrombose

Beobachtung:	kann auftreten bei:
Blasenbereich mit schmerzhaften Harnentleerungen	– Blasenentzündungen – Blasensteine
Harnröhre, Juckreiz mit Brennen beim Wasserlassen	– Candida-Infektion
kleine Labien, Spannungs- und Druckschmerz	– Bartholinitis
Hoden, akuter Schmerz	– Epididymitis – Hodentorsion – Orchitis
Mastdarmbereich, Brennen und quälendes Jucken	– anorektales Syndrom
Rektumbereich, starke anfallsartige Schmerzen (einige Minuten bis halbe Stunde dauernd)	– Proctalgia fugax
Anal- oder Rektumbereich, dumpfer Druck oder Schmerz	– Proktitis
Analbereich, mit Sphinkterkrampf	– Analfissur
Analbereich, dumpfer Dauerschmerz, unabhängig von der Defäkation	– Papillitis

Rückenbereich:

oberer Rücken, oder hinter Sternum, dumpf oder bohrend, leicht	– Bronchialkarzinom

Beobachtung:	kann auftreten bei:
oberer Lendenbereich	– Gallenblasenerkrankungen – Lebererkrankungen – Magenerkrankungen – Milzerkrankungen – Nierenerkrankungen – Rippenfellerkrankungen – Zwölffingerdarmerkrankungen
seitlicher Lendenbereich, ein- oder beidseitig, krampfartig oder stechend, zur Harnblase hin ausstrahlend	– Nephrolithiasis – akute Pyelonephritis
Lendenwirbelsäule, morgendliche Steifigkeit und Schmerzen	– Bechterew-Krankheit
Kreuzbeinbereich, Druckschmerz der Dornfortsätze	– Baastrup-Zeichen bei Arthrosis interspinosa

Kreuzbein- und Steißbeinbereich	– Dysmenorrhoe
	– Ischias
	– Lumbago
	– Metropathie
	– Neurasthenie
	– Ovarialtumor
	– Parametritis
	– Parametritis posterior
	– Proktitis
	– Sigmoiditis
	– Spondylose
	– statische Veränderungen durch
	  – zu hohe Absätze
	  – Gravidität
	  – Weglassen des gewohnten Korsetts

Beobachtung:	kann auftreten bei:
	– Übermüdung des Muskulus erector trunci – Varizen der Beckenvenen – Verlagerung des Uterus

Armbereich:

Armbereich, doppelseitig gegen Morgen auftretende Schmerzen und Parästhesien	– Brachialgia paraesthetica nocturna
Handbereich, Mißempfindungen mit Schmerzen auch an Füßen	– Arsen-Polyneuritis
Stiche in der einen Hand werden in der anderen empfunden	– Allocheirie bei Multipler Sklerose – Hysterie
Fingerbereich, Kälteempfindlichkeit (mit Zyanose und Durchblutungsstörungen)	– Kryoglobulinämie
Fingerbereich, „totes Gefühl" nach Kälteeinwirkung	– Digitus mortuus

Fußbereich:

Fußbereich, Mißempfindungen mit Schmerzen, auch an Händen	– Arsen-Polyneuritis

Beobachtung:	kann auftreten bei:
Fußbereich, schmerzhaftes Brennen, meist nachts auftretend, anfallsweise	– Burning-feet-Syndrom – Diabetes mellitus – INH-Überdosierung – degenerative Lebererkrankungen – Periarteriitis nodosa – Vitamin-B-Mangel
Vorfuß, anfallsweise Schmerzen	– Morton-Neuralgie
Fußsohlenschmerz	– Tarsaltunnel-Syndrom
Fußsohlen, Brennen bei längerem Stehen, nachlassend beim Gehen	– chronisch-venöse Insuffizienz
Fersenschmerz	– ankylosierende Spondylarthritis – arthrotische Veränderungen – Gicht – Psoriasis-Arthritis – Reiter-Syndrom – statische Störungen (z. B. Senkfuß, Varus-, Valgusstellung des Fußes)
Achillessehne, geschwollen beim Gehen und Stehen	– Beginn der Bechterew-Krankheit – Entzündung der Schleimbeutel am Achillessehnenansatz
Achillessehnenansatz, geschwollen, bei Jugendlichen (bes. bei Knickfuß)	– Apophysitis calcanei
Zehenbereich, „totes Gefühl" nach Kälteeinwirkung	– Digitus mortuus

Beobachtung:	**kann auftreten bei:**
Knochen-, Gelenk- und sonstige Bereiche:	
Skelettschmerzen (mit Brüchigkeit des Skeletts)	– Hungerosteopathie durch Mangelernährung
Knochenschmerzen	– Plasmozytom
Knochenschmerzen, nächtlich	– Lues III
Knochenschmerzen, nächtlich, bohrend (bes. Schienbein und Schädelknochen)	– syphilitische Knochenentzündung des Spätstadiums
Knochenschmerzen und in Lymphknoten nach geringen Mengen Alkohol auftretend, brennend schmerzhafte Empfindung, die nach wenigen Minuten auftritt und Stunden dauern kann	– Alkoholschmerz bei Lymphogranulomatose
Gelenkschmerzen, schubweise	– Erythematodes
Gelenke, Belastungsschmerz	– Arthrosis deformans
in Körperfalten, mit roten, erosiven, juckenden, brennenden Herden, oft Rhagaden	– Intertrigo
subcutanes Fettgewebe, symmetrisch örtlich begrenzt, speziell Innenseiten der Knie, Streckseiten der Oberarme, Unterbauch (tritt fast nur bei Frauen auf)	– Fibrositis – Unterhautfettgewebsentzündung – Zellulitis

Zeitpunkt des Schmerzes

Beobachtung:	kann auftreten bei:
15 Minuten oder 1 bis 4 Stunden nach dem Essen	- Dumping-Syndrom
2-4 Stunden und später Magenschmerzen nach dem Essen	- Ulcus duodeni
wenige Minuten nach Genuß kleiner Alkoholmengen auftretende, bis Stunden dauernde schmerzhafte, brennende Empfindungen in erkrankten Organen (z. B. Lymphknoten und Knochen)	- Alkoholschmerz bei Lymphogranulomatose
beim Essen Oesophagusspasmen und Retrosternalschmerz, mit Regurgitation von massivem Speichel und Schleim	- Barsony-Teschendorf-Syndrom
beim Kauen	- Ohrfurunkel
morgendlich, meist doppelseitige Schmerzen oder Parästhesien in beiden Armen	- Brachialgia paraesthetica nocturna
morgendliche Steifigkeit und Schmerzen im Bereich der Lendenwirbelsäule	- Bechterew-Krankheit
nächtliche Knochenschmerzen	- Lues III
nächtliche, bohrende Knochenschmerzen	- syphilitische Knochenentzündung des Spätstadiums

Beobachtung:	kann auftreten bei:
nächtliche Magenschmerzen (Nüchtern-, Hungerschmerz)	– Ulcus duodeni
nachts, anfallsweise, schmerzhaftes Brennen der Füße	– Burning-feet-Syndrom – Diabetes mellitus – INH-Überdosierung – degenerative Lebererkrankungen – Periarteriitis nodosa – Vitamin-B-Mangel
Nüchternschmerz, mehrere Stunden nach den Mahlzeiten	– Ulcus duodeni

23. Schweiß

Vorbemerkungen:

Die normale, ständig bestehende Schweißabsonderung des Körpers dient der Wärmeregulation und der extrarenalen Ausscheidung. Je nach Belastung können das 400–1000 ml und mehr pro Tag sein. In den Tropen sind bei Arbeitsbelastung bis zu 10 Liter/Tag möglich.

Normaler Schweiß ist geruchlos und erhält nur durch Beimengungen der Duftdrüsen oder durch bakterielle Zersetzung von Zellen seinen eigenen Geruch.

Ausgehend von diesen normalen Voraussetzungen können Abweichungen bei der Schweißabsonderung erkannt werden.

Körpergerüche, soweit sie nicht von der Atmung ausgehen (siehe dort), sind also im eigentlichen Sinne Gerüche der Schweißabsonderung.

Aber auch abnorm große oder geringe Mengen, Färbungen oder Schweißausbrüche zu bestimmten Zeiten können für die Krankenbeobachtung an Bedeutung gewinnen.

Art, Aussehen, Produktion usw.

Beobachtung:	**kann auftreten bei:**
einseitiges, übermäßiges Schwitzen (meist eine Gesichtshälfte oder diese und die gleichseitige Körperhälfte ganz oder teilweise betroffen)	– Affektionen des Halssympathikus – Enzephalitis epidemica – nach Genuß von Senf oder anderen saueren Speisen – Hemiplegie – Syringomyelie – Tabes dorsalis – Zwischenhirntumore
farbiger Schweiß (gelb, blau, rot)	– durch Beimengung farbigen Staubes aus dem Beruf (z. B. Kupfervitriol) – durch Mikroorganismen (Trichomycosis pallmelina) – vielleicht auch durch mit dem Schweiß ausgeschiedene Indigovorstufen, die sich an der Luft blau färben
großperlig, warm	– schweißtreibende Mittel
kalt	– akute Adrenalinausschüttung
kleinperlig, kalt, auf Stirn und Brust	– Erbrechen – beginnender Schock
Kopfschweiß	– Rachitis
nach den Mahlzeiten (15 Minuten oder 1–4 Std.)	– Dumping-Syndrom

Beobachtung:	**kann auftreten bei:**
Nachtschweiß	– Hypervitaminose von Vitamin A – Hypoglykämie in der Nacht – Neurasthenie – Nierenfunktionsstörung – Tuberkulose – vegetative Störungen
... wenn ohne erkennbare Ursache und länger als vier bis sechs Monate anhaltend oder rezidivierend	– AIDS (Acquired Immunodeficiency Syndrome)
Ölschweiß	– im Gesicht des Parkinsonkranken, verbunden mit Seborrhoe
starker **Schweißausbruch**	– anaphylaktischer Schock – Hypoglykämie
Schweißneigung bei Kindern zwischen 6. Lebensmonat und 5. Lebensjahr	– Akrodynie

übermäßige Schweißabsonderung	– Abstinenzerscheinung bei
	  – Alkohol
	  – Morphium
	  – Neuroleptika
	  – Psychopharmaka (evtl.)
	  – Schlafmittel
	– Adipositas
	– Akrohyperhidrosis
	– Akrokeratoelastoidosis
	– Akromegalie
	– Akrozyanose (differentialdiagnostisch: symptomatisch

Beobachtung:	kann auftreten bei:
	bei Herz-Lungen-Krankheiten, Kryoglobulinämie) – Angstzustände – Dyskeratosis congenita – Fieber – Fischer-Syndrom – Gicht – Hyperthyreose – Rheumatismus – Schwächezustände – Störungen des Zentralnervensystems – Trichomycosis palmellina – Tuberkulose
... wenn ohne erkennbare Ursache und länger als vier bis sechs Monate anhaltend oder rezidivierend	– AIDS (Acquired Immunodeficiency Syndrome)
verminderte Schweißabsonderung	– Atropin-Einfluß – Christ-Siemens-Touraine-Syndrom – Drucknekrosen – Ektodermale Dysplasie – Erbanlage – fehlende Schweißdrüsen (Anhidrosis hypotrichotica) – Hitzschlag – Horne-Symptomen-Komplex – Pancoast-Tumor – Verbrennungen

Geruchsveränderungen:

Beobachtung:	kann auftreten bei:
Azetongeruch	- Diabetes mellitus (Coma diabeticum) - Fieber - Hunger - Hyperemesis - Anorexia nervosa
harnartig (nicht zu verwechseln mit dem Uringeruch bei Inkontinenten)	- Urämie
übelriechend	- Zersetzung organischer Schweißbestandteile
widerlich fad-süßer (Wundgeruch)	- Gasödemerkrankung

24. Sputum

Vorbemerkungen:

Die kritische Beurteilung des Sputums sollte nicht nur den Lungenfachbereichen vorbehalten sein.

Was vielleicht vorerst nach einer harmlosen Erkältung klingt, kann sich bei genauer Betrachtung des Auswurfs bereits als beginnende schwere Lungeninfektion oder ähnliches herausstellen.

Aus der Beurteilung des Sputums heraus lassen sich im Einzelfalle oft schon sehr gezielte Diagnosen stellen, die dann durch weitere klinische Untersuchungen noch gefestigt werden.

In früheren Jahren, als die Medizintechnik noch in den Kinderschuhen steckte bzw. gar nicht existierte, blieb dem Arzt gar nichts anderes übrig, als nach der optischen Feststellung seine Diagnose aufzubauen. Farbnuancen, Konsistenz und Geruch des Auswurfs können aber nicht mittels technischer Geräte differenziert werden. Hier ist das menschliche Beurteilungsvermögen durch nichts zu ersetzen.

Zum generellen Beurteilungsschema des Sputums gehört:

- Beimengungen (blutig, eitrig, serös, schleimig usw.)
- Beschaffenheit (dünnflüssig/serös, geballt, geschichtet, glasig, klumpig, münzförmig, plättchenförmig/eher trocken, schaumig, schleimig, zäh/flüssig usw.)
- Farbe
- Geruch (normalerweise geruchlos)
- Häufigkeit
- Menge.

Darüber hinaus muß aber ggf. auch festgestellt werden, ob es sich tatsächlich um **Sputum** (aus dem Bronchialbereich) oder lediglich um **Speichel** (aus dem Mundbereich) handelt.

Unter Umständen kann es sogar bei massiven Auswurfleistungen schwierig sein, zwischen Sputumauswurf und Erbrechen zu unterscheiden.

Beimengungen

Beobachtung:	kann auftreten bei:
Blut	– Aspergillome – Bronchialcarcinom – Bronchiektasen – Bronchitis – Herz-Gefäß-Krankheiten (durch Lungenstauung und Embolien) – idiopathische Lungenhämosiderose – Lungenabszeß – Lungeninfarkt – Lungentumoren – Mitralstenose – Pneumonie – System- und Autoimmunerkrankungen (z. B. Goodpasture-o-Wegener-Syndrom) – Tuberkulose
Blut, mit Blutfäden	– Lungeninfarkt
Blut, blutig-eitrig, oft in dicken Pfröpfen	– Tuberkulose
Blutbeimengungen, faserig, bei spärlichem Sputum	– Bronchialcarcinom
Blut, hellrot-schaumig	– Fremdkörper in Bronchien – tuberkulöser Blutsturz
Blut, rostfarben-zähflüssig (rubiginös)	– Pneumonie

Beobachtung:	kann auftreten bei:
Blut, semmelbraun	– Lungenabszeß (durch Blutfarbstoff bedingt)
eitrig, rein, (purulent)	– Bronchiektasen – chronische mukopurulente Bronchitis – eitrige Bronchitis – Lungenabszeß – Tuberkulose
eitrige Gebilde von Stecknadelkopf- bis Linsengröße	– Tuberkulose
Fibringerinnsel, röhrenförmig	– Bronchitis fibrinosa acuta
Klümpchen, klein, perlartig, von glasigem Aussehen und schleimig-zäher Beschaffenheit	– chronische Bronchitis
Kristalle, spitz, oktaetrisch	– Asthma bronchiale
„münzförmige“ Expektoration, schleimig-eitrig	– Lungentuberkulose
Pfröpfe, gelblich-grau, stark riechend	– Lungengangrän – putride Bronchitis
Dittrich-Pfröpfe, grünlich-bräunlich, stinkend	– chronische Bronchitis
Schleim, eitrig	– akute Bronchitis – Lungentuberkulose („münzförmige“ Expektoration)
Schleim, oder eitrig, selten mit Blut	– Bronchiektasen

Beobachtung:	kann auftreten bei:
Schleim, schaumig, evtl. mit Eiter	– chronische Bronchitis – infizierte chronische Bronchitis
Schleim, zäh, dick	– Keuchhusten
Schleim, zäh, glasig, bis schleimig-eitrig	– akute Bronchitis
spiralförmige Gebilde, stark gedreht, schleimig	– Asthma bronchiale – Bronchiolitis
serös, dünnflüssig, schaumig	– Lungenödem

Beschaffenheit

Beobachtung:	kann auftreten bei:
mit **Blutfäden** durchzogen	– Lungeninfarkt
dünnflüssig, schaumig, serös	– Lungenödem
dünnflüssig, schleimig, eiweißarm, in großen Mengen	– Bronchitis pituitosa
rein **eitrig** (purulent)	– Bronchiektasen – chronische mukopurulente Bronchitis – eitrige Bronchitis – Lungenabszeß – Tuberkulose
eitrig-blutig, oft in dicken Pfropfen	– Lungentuberkulose
eitrig, schaumig-serös-eitrig, in drei Schichten	– Lungengangrän
himbeergeleeartig (durch Eiter und Blut)	– Bronchialcarcinom – eitrige Bronchiolitis – Grippe
schaumig, dünnflüssig, serös	– Lungenödem
schaumig, hellrot, blutig	– Fremdkörper in Bronchien – tuberkulöser Blutsturz
schaumig, rötlich	– Lungenödem
schaumig, schleimig, evtl. Eiter	– chronische Bronchitis – infizierte chronische Bronchitis

Beobachtung:	kann auftreten bei:
schleimig, eitrig	– akute Bronchitis – Lungentuberkulose („münzförmige“ Expektoration)
schleimig, zäh, mit gelben Streifen durchsetzt	– Eosinophile Bronchitis
serös, schaumig, dünnflüssig	– Lungenödem
zäh, glasig	– nach Asthma-bronchiale-Anfall – Keuchhusten
zähflüssig, rostfarben	– Pneumonie
zähschleimig, dick	– Keuchhusten
zähschleimig, weißlich	– akute katharrhalische Erkältungsinfekte

Färbungen

Beobachtung:	kann auftreten bei:
gelbe Streifen durchsetzen schleimig-zähen Sputum	– Eosinophile Bronchitis
gelblich-grau, stark stinkende Pfröpfe	– Lungengangrän – putride Bronchitis
gelbgrün bis grasgrün	– verkäsende Lungentuberkulose
grünlich-bräunlich, mit Dittrich-Pfröpfen versehen, stinkend	– chronische Bronchitis
hellrot-schaumig, blutig	– Fremdkörper in Bronchien – tuberkulöser Blutsturz
himbeergeleefarbig (durch Eiter und Blut)	– Bronchialcarcinom – eitrige Bronchiolitis – Grippe
rot, mit Blutfäden	– Lungeninfarkt
rötlich	– Lungenembolie – Lungeninfarkt
rötlich-eitrig, oft in dicken Pfropfen	– Lungentuberkulose
rötlich-schaumig	– Lungenödem
rostbraun	– Linksherzinsuffizienz

Beobachtung:	**kann auftreten bei:**
rostfarben, zähflüssig (rubiginös)	– Pneumonie
semmelbraun	– Lungenabszeß (durch Blutfarbstoff bedingt)

Geruch

Beobachtung:	kann auftreten bei:
stark riechende Pfröpfe, widerlich-süßlich stinkend, gelblich-grau	- Lungengangrän - putride Bronchitis
stinkend, Dittrich-Pfröpfe enthaltend, grünlich-bräunlich	- chronische Bronchitis
übelriechend, eitrig und/oder blutig, semmelbraun	- Lungenabszeß

Menge

Beobachtung:	kann auftreten bei:
maulvolle Expektoration, morgendlich (bis zu 2 Liter/Tag)	– Bronchiektasen – Lungenkavernen
reduzierte Speichelsekretion	– Atropin-Einfluß – Botulismus
reichlich Sputum, dünnflüssig, schleimig, eiweißarm	– Bronchitis pituitosa
reichlich Sputum, schleimig-wäßrig	– Lungenadenomatose
spärlicher Sputum, faserige Blutbeimengungen	– Bronchialcarcinom
spärlich Sputum, zäh, bei chronischem Husten	– Bronchotetanie – Hirnhypoxämie – infektiöse Erkrankungen – mechanische Bronchialwandreizung – Phosgenvergiftung – spastische Bronchitis bei Allergie
spärlich Sputum oder fehlend trotz Husten, wenn ohne erkennbare Ursache und länger als vier bis sechs Monate anhaltend oder rezidivierend	– AIDS (Acquired Immunodeficiency Syndrome)

Zeitpunkt

Beobachtung:	kann auftreten bei:
beim Essen wird massiger Speichel und Schleim oft regurgitiert	– Barsony-Teschendorf-Syndrom
morgendlich, „maulvolle" Expektoration, bis zu 2 Liter/Tag	– Bronchiektasen

25. Stimme und Sprache

Vorbemerkungen:

Jede Person hat eine für sie ganz charakteristische Stimme. Diese Charakteristik setzt sich zusammen aus

- Klang
- Stimmung
- Sprechtempo
- Modulation
- und Lautbildung.

Durch anatomische Eigenarten der jeweiligen Stimmbildungsorgane sind Grundtendenzen unverwechselbar vorgezeichnet.

Physische und psychische Einflüsse, aber auch räumliche und technische Gegebenheiten, können das Klangbild der Stimme des Einzelnen verändern.

Nur ganz Erfahrene, oft auch nur unter Zuhilfenahme technischer Mittel, werden alle Feinheiten der Stimm- und Sprachveränderungen herausfinden können.

Aber für den Pflegebereich bleibt noch ein weites Spektrum an Stimm- und Sprachstörungen übrig, die erkannt, registriert und entsprechend eingeordnet werden sollten.

Ob behandlungsmögliche und -nötige Störungen im eigentlichen Sinne vorliegen, kann dann nur jeweils durch den betreffenden Fachmann unterschieden werden.

Dies muß nicht nur der Fachbereich der Hals-Nasen-Ohren-Heilkunde sein, es können z. B. auch schwere psychische Störungen ihren ersten Niederschlag in Stimme und Sprache finden.

Wegen der Besonderheit von Stimme und Sprache sollen auf den folgenden Seiten nicht nur die gewohnten Beobachtungen und möglichen Erscheinungsmöglichkeiten angegeben werden, sondern zum besseren Verständnis des Gebietes und als Hinweis auch mögliche auftretende Störungen und wie sie definiert sind. (Siehe Seite 297 ff. „Definition der Sprachfehler und Entwicklungsstörungen".)

Klang

Beobachtung:	kann auftreten bei:
belegt	– Entzündungen – Geschwürsbildungen der Kehlkopfschleimhaut und besonders Stimmbänder – Lähmungen – Rachenerkrankungen
blechern	– Kehlkopflepra
flüsternd	– funktionelle Aphonie – mangelhafter Glottisschluß – Polypen – Stimmbandlähmung – psychische Traumen (z. B. Schmerz, Schock usw.) – Ulzeration der Stimmbänder
heiser	– Aortenbogen-Anomalie – CRST-Syndrom – Entzündungen – Geschwürsbildungen an der Kehlkopfschleimhaut und besonders Stimmbändern – Kehlkopflähmung – Kehlkopftuberkulose – Lähmungen – Lues II
heiser von Kindheit an	– Hyalinosis cutis et mucosa – Lipidproteinose

Beobachtung:	**kann auftreten bei:**
katzenartiges Schreien bei Neugeborenen	- Cri-du-chat-Syndrom
klanglos bis heiser	- Pneumonie
klanglos, matt	- Cholera
kloßig	- Angina - Diphtherie - Tonsillitis
kloßig, tief	- Akromegalie
näselnd	- Gaumensegellähmung
rauh	- Cockayne-Syndrom - CRST-Syndrom - Entzündungen - Geschwürsbildungen an der Kehlkopfschleimhaut und besonders Stimmbänder - Lähmungen
rauh bis heiser	- Reinke-Ödem
tief bei Frauen	- Arrhenoblastom

Lautbildung

Beobachtung:	kann auftreten bei:
Stimmlosigkeit	– Alzheimer-Krankheit – Entzündungen des Stimmapparates – mangelhafter Glottisschluß – Lähmungen – psychische Traumen (z. B. Schock, Schmerz usw.) – Tumore – Ulzeration der Stimmbänder
Stimmunsicherheit, dabei rasche Ermüdbarkeit, gleichzeitig Anästhesie der Kehlkopfschleimhaut, Störung des Kehldeckelverschlusses	– Antikuslähmung, isoliert bei Diphtherie vorkommend

Definition der Sprachfehler und Entwicklungsstörungen

Beobachtung:	**kann auftreten bei:**
Agrammatismus	– wenn ein Kind nach dem 4. bis 5. Lebensjahr noch nicht nach den Sprachregeln spricht
Aphasie	– Sprachverlust durch Schädigung des Gehirns
Aphonie	– Stimmlosigkeit, Fehlen des Stimmklanges
Aphrasie	– Unvermögen, richtige Sätze zu bilden
Hörstummheit	– geistige oder seelische Entwicklungsstörungen – oder isoliert
Lispeln (Sigmatismus)	– falsche Aussprache der Buchstaben der S-Reihe durch Gewohnheit oder Fehlbildungen (manchmal auch bei Gehörschäden)
Logoklonie	– Silbenanhäufung, taktmäßiges Wiederholen der Endsilben
Näseln (Rhinolalia)	– offene Nasensprache oder gestopfter Mundton

Beobachtung:	kann auftreten bei:
Neologismen	– Wortneubildungen für bestehende oder neue Begriffe und Vorstellungen des Kranken. In seltenen Fällen völlig „neue“ unverständliche Sprache.
Perseveration	– Haftenbleiben an Vorstellungen, wodurch es zu dauernder Wiederholung des vorhergehenden Begriffes oder Sinnes kommt. (Bei hirnorganischen Erkrankungen als Ausdruck der Erschwerung und Verlangsamung des Denkens.)
Poltern	– hastige Sprache durch Unkonzentriertheit beim Sprechen und raschem Gedankenablauf, dem die Sprache nicht folgen kann
Seelentaubheit	– Gehörtes wird nicht erkannt, aber mechanisch nachgesprochen (z. B. bei Schädigung bestimmter Hirnzentren)
Sprachentwicklung, ausgeblieben	– wenn das Kind nach dem 3. Lebensjahr noch nicht spricht
Sprachentwicklung, verzögert	– wenn das Kind mit 18 Monaten noch nicht spricht
Stammeln	– Störungen der Artikulation

Beobachtung:	**kann auftreten bei:**
Stottern	– Störungen des Redeflusses
Taubstummheit	– ausgebliebene Sprachentwicklung durch Taubheit; das Sprechen kann aber künstlich erlernt werden

Sprachstörungen

Beobachtung:	kann auftreten bei:

Sprachstörungen können grundsätzlich auftreten bei

- Besonderheiten des Sprachablaufes
- Defekten der lautbildenden Organe (Kehlkopf, Kiefer, Zähne, Zunge)
- psychischen Störungen
- Schädigung des zentralen Sprechapparates bei intaktem Sprechwerkzeug
- Sprachmelodiestörungen
- Störungen der Sprechwerkzeuge (Muskulatur, periphere Nerven, Verbindungen zum Gehirn)

Beobachtung:	kann auftreten bei:
Artikulationsstörungen	- organische Veränderungen an den peripheren Sprechorganen
fehlende Bewegungen einschließlich Schlucken oder Sprechen	- zerebellare Ataxie - Parkinson-Syndrom - Stirnhirnerkrankungen - Wilson-Krankheit
Gesprächigkeit ohne Sinnzusammenhang	- „Cocktailparty"-Syndrom
Hemmungen der Sprache (Sprachnot), unkoordinierte, agrammatikalische, nur in Stichworten (Telegrammstil) bestehende Ausdrucksweise	- motorische Aphasie
Lispeln	- Fehlstellungen der Kiefer, Zähne, Zunge - Gewohnheit

Beobachtung:	kann auftreten bei:
Näseln (gestopfter Mundton)	– Verlegung der Nasenluftwege durch – adenoide Wucherungen – Muschelschwellung – Polypen
Näseln (offenes Nasensprechen)	– Gaumensegellähmung – Gaumenspalten – große Rachenmandeln
Rededrang mit Silbenverwechslung und damit Entstehung einer völlig neuen Sprache	– Jargon-Aphasie
Silbenverwechslungen, bei flüssiger Sprache, mit Verdoppelung von Sätzen oder Satzteilen	– sensorische Aphasie
skandierend	– Multiple Sklerose
Sprachentwicklung verzögert	– isolierte Entwicklungsstörung – Erziehungsfehler – Hörbehinderung – Schwachsinn – spastische Lähmung
Störungen der Sprache, schleichend im 3. bis 4. Lebensjahr beginnend	– Dementia infantilis
Stottern	– Entwicklungsstörung – chronische Bromüberdosierung
unkoordinierte Sprache mit Silbenverwechslung, schwerer Störung des Wortverständnisses	– globale Aphasie

Beobachtung:	kann auftreten bei:
Unvermögen, die Sprache nach den Regeln der Grammatik und Syntax zu gebrauchen	– Aufmerksamkeitsstörungen – Schwachsinn – Schwerhörigkeit
Verlust der Sprache	– Schädigung des Gehirns durch Unfall, Krankheit, Schlaganfall usw.
Wiederholungen, fortdauernd	– hirnorganische Erkrankungen
Wortfindungsstörungen, bei gutem Verständnis und richtiger Artikulation	– amnestische Aphasie
Wortneubildungen	– Schizophrenie

26. Stuhl

Vorbemerkungen:

Ein- bis zweimal täglich tritt normalerweise der Stuhlgang auf; bei Umgebungswechsel (z. B. Krankenhausaufenthalt, Reisen usw.) ist es auch noch physiologisch, wenn über 2–3 Tage hinweg der Stuhlgang fehlt.

Abhängig von der Ernährungsweise werden täglich zwischen 100 und 1000 Gramm ausgeschieden. Bei kohlehydrat- und zellulosereicher Nahrung mehr, bei vorwiegender Eiweißernährung weniger.

Aussehen, Beimengungen, Farbe, Geruch usw. können weitreichende Rückschlüsse auf Erkrankungen geben.

Nicht nur die Tatsache, ob Stuhlgang besteht oder nicht, sondern auch weitere Kriterien sind für den aufmerksamen Beobachter also unerläßlich.

Aussehen

Beobachtung:	kann auftreten bei:
Bleistiftartig geformt	– Darmspasmen neuropathischer Kinder – Narbenstrikturen im Darm – Stenosen im Enddarm – Tumoren
Cholera-ähnlich	– akute Arsenvergiftung
leicht **entfärbt**	– Woringer-Krankheit
Erbsensuppen-ähnlich	– Enteritis – Typhus abdominalis
fettig	– agastrisches Syndrom nach Magenresektion
Glaserkitt-ähnlich	– eiweißreiche, schlackenarme Säuglingskost
glasig-schleimig, nicht eitrig, mit Blutbeimengungen	– Amöbenruhr
aus kleinen Kugeln bestehende Kotballen (Schafkot-ähnlich)	– Krampf des Colon sigmoides – tiefsitzende Darmverengung – spastische Obstipation
Reiswasser-ähnlich	– Cholera

Beimengungen

Beobachtung:	kann auftreten bei:
Blut	– Blue-Rubber Bleb-Nevus-Syndrom – Diverticulitis – Gastroenteritis – Hämorrhoiden – Polyposis – Quecksilbervergiftung – Rektum-Colon-Carcinom
Blutung aus Mastdarm	– Anorektales Syndrom
Blutbeimengung, nicht eitrig, glasig, schleimig	– Amöbenruhr
Blut und Schleim	– Anisahiasis (Heringswurmkrankheit)
Blut, Schleim, durchfällig, mit Tenesmen	– Bakterienruhr
blutiger Eiter	– Anorektale Gonorrhoe des Mannes und der Frau
Fett	– agastrisches Syndrom nach Magenresektion
Fett, chronische Diarrhoe	– A-Beta-Lipoproteinämie (genetisch bedingt) – Pankreasausgangsverschluß
Fett, übelriechend	– Ölstuhl bei unzureichender äußerer Sekretion der Pankreas

Beobachtung:	kann auftreten bei:
Schleim	– Dyspepsie – Gastroenteritis
Schleim, reichlich	– Mukodiarrhoe – Polyposis
Schleim, Blut	– Anisahiasis (Heringswurm-krankheit)
Schleim, Blut, durchfällig, mit Tenesmen	– Bakterienruhr
Schleim, blutig, eitrig	– Dysenterie – Colitis ulcerosa
Wurmglieder, einzeln, weiß, flach, fingernagelgroß	– Bandwürmer
Wurmglieder, einige Millimeter lang, fadendünn, in größerer Anzahl (Knäuel)	– Madenwürmer – Parasiten
Wurmglieder, einige Zentimeter lang, wie dünne, grauweiße Regenwürmer, meist einzeln oder in geringer Anzahl	– Spulwürmer

Chemische Reaktionen

Beobachtung:	**kann auftreten bei:**
sauer, dünnflüssig bis breiig, hellgelb, schaumig	- Gärungsdyspepsie
stark sauere Diarrhoe (wenige Tage nach der Geburt)	- kongenitale Alkalose

Farbe

Beobachtung:	kann auftreten bei:
dunkelbraun	– vorwiegende Fleischernährung
entfärbt	– ohne Ikterus oder ohne Störung der Fettresorption durch Reduktion des Sterkobilins
leicht entfärbt	– Woringer-Krankheit
gelb, weich	– massive Eierkost
gelbbraun	– massive Kohlehydraternährung
gelbweißlich	– Milchdiät (Babystuhl)
grau fest, alkalisch riechend	– mangelnde Fettverdauung (besonders bei Säuglingen mit Kuhmilchernährung)
grauweiß	– fehlender Gallenfarbstoff
grünlich	– schwere Diarrhoen (z. B. Gastroenteritis)
grünlich-braun	– massiver Genuß von Grüngemüse
hell	– Cholestase-Syndrom
hellgelb, schaumig, dünnflüssig bis breiig, zahlreich, saure Reaktion	– Gärungsdyspepsie
kalkfarben	– fehlender Gallenfarbstoff

Beobachtung:	kann auftreten bei:
rot (blutig aufliegend)	– Blutungen aus dem unteren Darmabschnitt (z. B. Analfissur, Hämorrhoiden, Mastdarmkrebs usw.)
rot, schleimig-blutig	– Kolitis – Quecksilbervergiftung
rötlich	– massiver Genuß von – rote Beete (Rüben) – Heidelbeeren
schwarz	– Duodenalulcus – Einnahme von Eisenpräparaten – hämorrhagische Diathese – Invagination – Karzinome des Darmes – Magenulcus – Mesenterialgefäßthrombose – Oesophagusvarizen – massiver Genuß von schwerem Rotwein – Tierkohleeinnahme – Volvulus – Wismuteinnahme
schwarz, dünnflüssig bis breiig, glänzt nicht	– Urämie
schwarzbraun-grünlich	– Genuß von Blaubeeren, Rotwein
schwarzbraun bis grünlich, aus Schleim und Darmzellen bestehend	– Hungerstuhl

Geruch

Beobachtung:	kann auftreten bei:
alkalisch riechend, grau, fest	– mangelnde Fettverdauung (besonders Säuglinge mit Kuhmilchernährung)
aromatisch	– Säuglingsstuhl bei ausschließlicher Muttermilchernährung
faulig stinkend	– Fäulnisdyspepsie – Methionin-Malabsorption
sauer	– Gärungsstuhl bei Dyspepsie
säuerlich	– Fäulnis und Gärung von Kohlehydraten
Schwefelwasserstoffgeruch	– Fäulnis und Gärung von Eiweiß
stark stinkend, blaß, große Mengen, erstarrt beim Erkalten	– Fettstuhl (z. B. bei Pankreasinsuffizienz)
übelriechend, fettig	– Ölstuhl bei unzureichender äußerer Sekretion der Pankreas
übelriechend, wasserdünn	– Enteritis – Paratyphus

Häufigkeit

Beobachtung:	kann auftreten bei:
Diarrhoe	– Akotinin-Vergiftung – Akrodermatitis enteropathica – kongenitale Alkalose – Bariumvergiftung – Capillariasis philippinensis – Cholera – cholinergische Krise – entzündliche Darmkrankheiten – Darminfektionen – Diätfehler – Malabsorptions-Syndrom – Nahrungsmittelvergiftungen – wenige Tage nach der Geburt (mit stark sauerer Reaktion)
... wenn ohne erkennbare Ursache und länger als vier bis sechs Monate anhaltend oder rezidivierend	– AIDS (Acquired Immunodeficiency Syndrome)
Diarrhoe, blutig	– Quecksilbervergiftung
Diarrhoe, chronisch mit Steatorrhoe	– A-Beta-Lipoproteinämie (genetisch bedingt) – Pankreasausgangsverschluß
Obstipation	– Bleivergiftung – Diätfehler durch einseitige Ernährung (zu wenig Zellulose) – Dickdarmspasmen

Beobachtung:	kann auftreten bei:
	- hohes Fieber (Wasserverluste) - Gewohnheit durch Unterdrückung - mangelnde Bewegung - Tumore im Darmbereich
seltene Stuhlentleerung	- häufiges Erbrechen (z. B. bei Pylorusstenose) - Hungerkost
zahlreiche Entleerungen	- Fäulnisdyspepsie - typhoidale Erkrankungen

Konsistenz

Beobachtung:	kann auftreten bei:
anfangs normal geformt, schleimig-blutig, später blutig-schleimig, himbeergeleeartig	– Amöbenruhr
cholera-ähnlich	– akute Arsen-Vergiftung
dünnflüssig bis breiig, häufig, hellgelb, schaumig, saure Reaktion	– Gärungsdyspepsie
dünn-wäßrig	– Gastroenteritis
erbsensuppen-ähnlich	– Enteritis – Typhus abdominalis
glaserkitt-ähnlich	– eiweißreiche, schlackenarme Säuglingskost
reiswasser-ähnlich	– Cholera
schafkot-artig	– tiefsitzende Darmverengung – Dickdarmspasmen – Krampf des Colon sigmoides – spastische Obstipation
schaumig (Gasblasen)	– Gärungsdyspepsie
schleimig	– Colitis ulcerosa
wasserdünn, übelriechend	– Enteritis – Paratyphus
wäßrig	– Zöliakie
wäßrig-schleimig	– Säuglingsdyspepsie
ziegenkot-artig (zerhackt, fest)	– spastische Obstipation

Menge

Beobachtung:

sehr groß, blaß, stark stinkend, erstarrt beim Erkalten

klein, bestehend aus Schleim, Darmzellen mit schwarz-braungrünlicher Farbe (3–4 g/Tag)

kann auftreten bei:

- Fettstuhl (z. B. bei Pankreasinsuffizienz)
- Hungerzustände

Weitere Erscheinungen

Beobachtung:	kann auftreten bei:
Meteorismus (Blähsucht)	– Anurie – abnorm schlaffe Bauchdecken – Bauchfellentzündung – Darmverschluß – Herzschwäche – Hysterie – Leberzirrhose – Typhus – Verdauungsstörungen
Tenesmen (beständiger, schmerzhafter Stuhldrang)	– Blasenkatarrh – Diverticulitis – entzündliche Reizung der Schließmuskulatur – Proktitis – Ruhr

27. Temperatur

Vorbemerkungen:

Die Körpertemperatur, die im Routinebetrieb des Krankenhauses täglich kontrolliert wird, zeigt nicht nur akute entzündliche Abläufe im Körper an, sondern kann bei Beobachtung der Höhe und des Verlaufes der Temperatur über mehrere Tage auch ganz typische Bilder differenzierter Krankheiten ausdrücken.

Neben bakteriellen und anderen Infektionen kann auch die Zerstörung von Körperzellen Temperatursprünge auslösen („aseptisches Fieber", „Resorptionsfieber"). Außerdem zählen einverleibtes artfremdes Eiweiß, nervöse Ursachen (Störungen des Temperaturzentrums), Medikamente und Durst (besonders bei Säuglingen infolge Flüssigkeitsmangel und Salzstauung) zu den fieberauslösenden Ursachen.

Zur Sprachregelung sei in einer Graphik aufgezeigt, wie sich bei axillärer Messung die Temperaturbereiche verteilen. Die angegebenen Grenzwerte können von Haus zu Haus differieren.

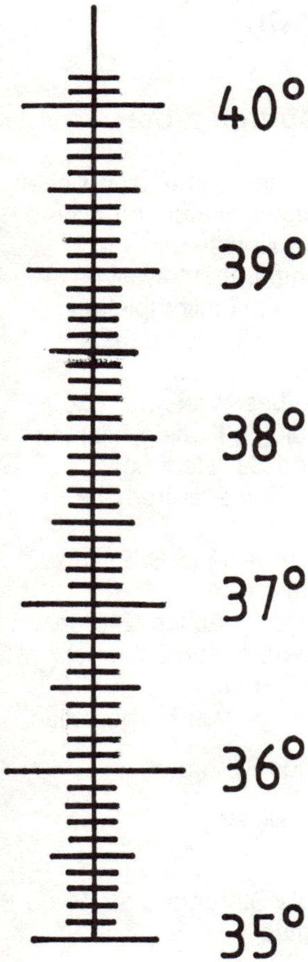

sehr hohes Fieber (hyperpyretisch)

hohes Fieber

Fieber (febril)

erhöhte Temperatur (subfebril)

normale Temperatur (afebril)

Untertemperatur (Hypothermie)

bei **axillarer** Messung

Erhöhte Temperatur

Beobachtung:	kann auftreten bei:
ohne bakterielle Infektion	– Aufsaugen von entzündlichen Ergüssen, Blutungen usw. (Resorptionsfieber) – Autoimmunhämolytische Anämie mit inkompletten Wärmeantikörpern (akut: selten) – Durst (besonders bei Säuglingen infolge Flüssigkeitsmangel und Salzstauung) – einverleibtes, artfremdes Eiweiß – Medikamente (z. B. Sulfonamide) – nervöse Ursachen (Störungen des Temperaturzentrums) – Schädeltrauma – Zerstörung von Körperzellen
Hitzegefühl	– Antabus-Syndrom
intermittierend oder **remittierend** hoch	– Bartonellosis
lang anhaltende Übertemperatur	– zentrale Störungen am Hypothalamus
... wenn ohne erkennbare Ursache und länger als vier bis sechs Monate anhaltend oder rezidivierend	– AIDS (Acquired Immunodeficiency Syndrome)

Beobachtung:	kann auftreten bei:
periodisch auftretende Schübe	– Anomalie des C_{19}-Steroid-Stoffwechsels (Atiocholanolon-Fieber)
schubweise auftretend	– Erythematodes

Erniedrigte Temperatur

Beobachtung:	kann auftreten bei:
absinkender Verlauf	- Akotinin-Vergiftung - Bleitetraäthyl-Vergiftung
lang anhaltende Untertemperatur	- zentrale Störungen am Hypothalamus

Schüttelfrost

Beobachtung:

siehe Entwicklung der Phasen, unten

kann auftreten bei:

- Beginn der Agranulozytose
- Erysipel
- Beginn des Scharlach
- Sepsis

Darüber hinaus kann es bei massiver Einschwemmung von Krankheitserregern in den Körper jederzeit zu mehr oder weniger starken Formen des Schüttelfrostes kommen.

Da die Kenntnis der Entwicklung des Schüttelfrostes akut wichtiger ist als die Suche nach der Ursache, sollen hier die klassischen Phasen eines Schüttelfrostes dargestellt werden.

I. Phase

- *Frostgefühl, Frostzeichen*
- blasse bis bläuliche Hautfarbe
- Zittern, Schlottern der Gliedmaßen
- Zähneklappern
- Anstieg von Temperatur und Pulsfrequenz

II. Phase

- *Hitzegefühl und Hitzezeichen*
- Durst
- allgemeine Unruhe
- rascher Temperaturanstieg bis zum Höhepunkt

III. Phase

- *Schweißausbruch*
- absinkende Temperaturen

IV. Phase

- *Erschöpfungsschlaf*

Typische Fieberverläufe

Beobachtung:	kann auftreten bei:
plötzlicher Anstieg auf 39 bis 40 Grad, am 3. Tag Remission, am 7. Tag erneutes Fieber, dazwischen masernähnlicher Ausschlag	– Dengue-Fieber
plötzlich einsetzender Fieberschub über 5 bis 7 Tage mit Schüttelfrost (siehe auch Graphik Seite 324)	– Rückfallfieber
remittierend (Differenzen kleiner als 1,5 Grad pro Tag) (siehe auch Graphik Seite 324)	– Puerperalfieber – Sepsis
Steigerung am Abend, Nachlaß am Morgen, dabei typische Wangenröte, während Gesicht blaß, Augen gerötet und glänzend	– fortschreitende Tuberkulose
steil ansteigend, 38,5 Grad nicht übersteigend, etwas verweilend und langsam, gleichmäßig abfallend (siehe auch Graphik Seite 324)	– Resorptionsfieber
4 bis 5 Tage andauernde Fieberschübe mit freiem Intervall, mehrmals wiederholend (siehe auch Graphik Seite 325)	– Wolhynisches Fieber

Beobachtung:	kann auftreten bei:
alle 4 Tage wiederkehrend, mit fieberfreien Zwischenzeiten (siehe auch Graphik Seite 325)	– Malaria
wellenförmig (undulierend) mit freien Intervallen (siehe auch Graphik Seite 325)	– Bang'sche Krankheit
zweigipfeliger Verlauf (Dromedartypus) (siehe auch Graphik Seite 326)	– Masern – Pocken – Poliomyelitis

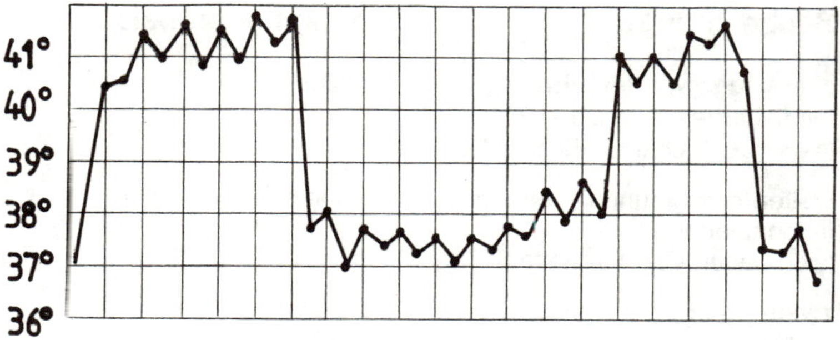

Rückfallfieber

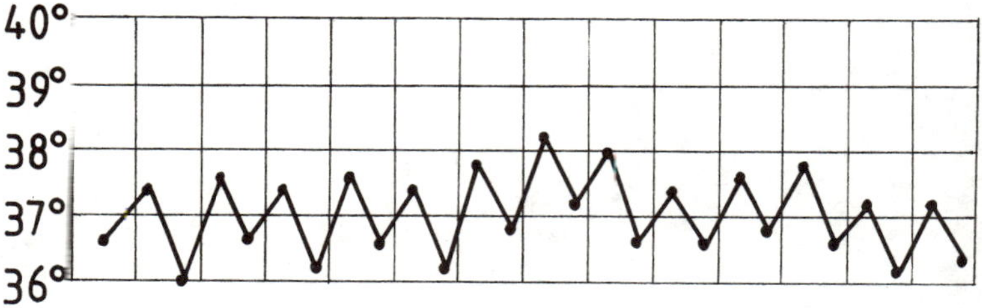

remittierendes Fieber (Puerperalfieber, Sepsis)

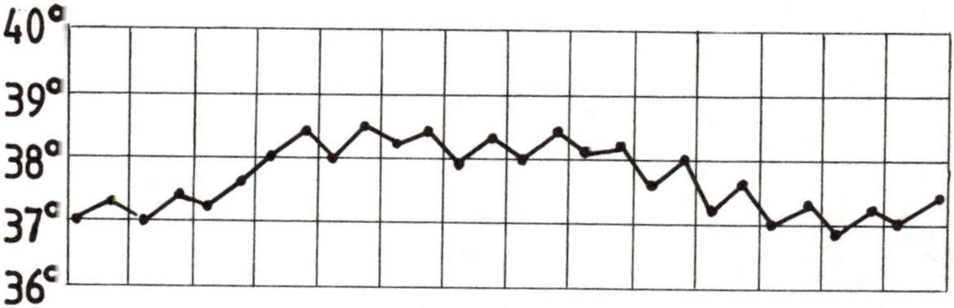

Resorptionsfieber

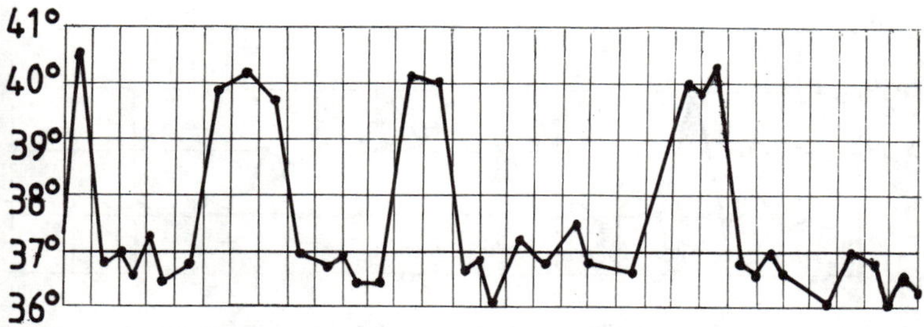

Wolhynisches Fieber

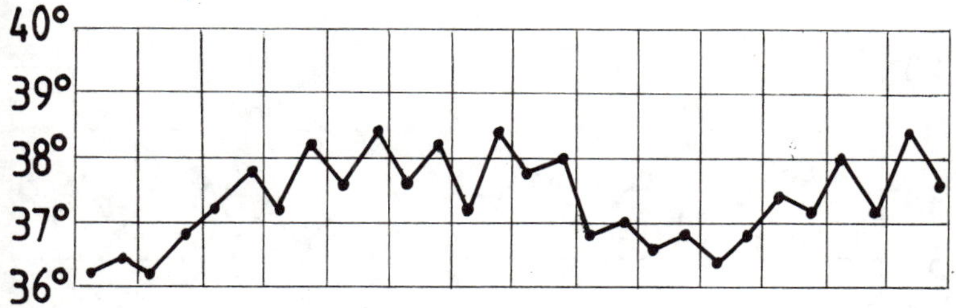

intermittierendes Fieber (Malaria)

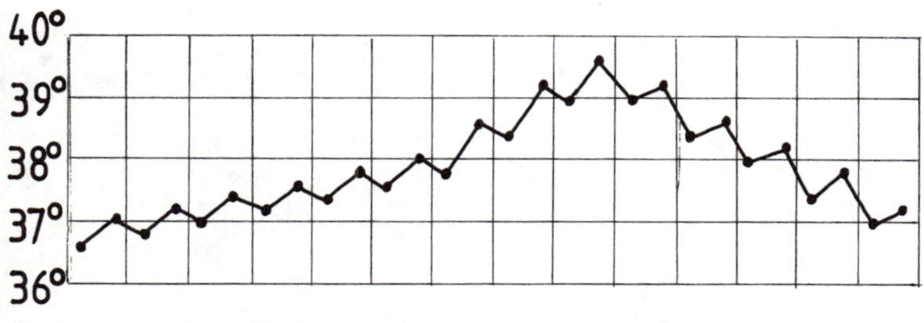

undulierendes (wellenförmiges) Fieber (Bang'sche Krankheit)

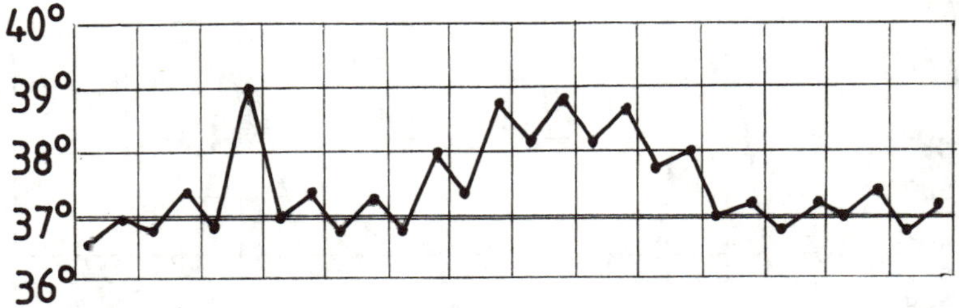

zweigipfeliges Fieber (Dromedartypus) (Masern, Pocken, Poliomyelitis)

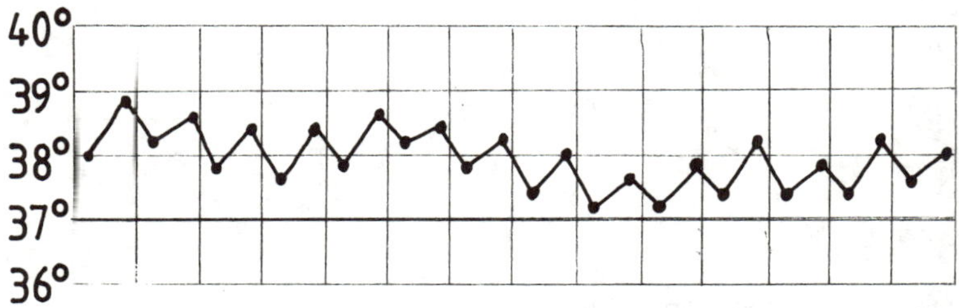

kontinuierliches Fieber

28. Urin

Vorbemerkungen:

Die normale Miktion erfolgt 4–6mal täglich, in Portionen von 250 bis 400 Milliliter, willkürlich, schmerzlos und im Strahl.

Je nach aufgenommener Flüssigkeitsmenge und abhängig von der Transpirationsleistung werden pro Tag zwischen 1000 und 2000 Milliliter als Urin abgegeben.

Daß der Urin einer ständigen Beobachtung bedarf, ist in nephrologischen Fachgebieten eine allgemeine Selbstverständlichkeit.

Erkrankungen und Störungen in den ableitenden Harnwegen können jederzeit auftreten und so sollte stets dem Urin die ihm gebührende Aufmerksamkeit gewidmet werden.

Darüber hinaus spiegeln sich viele weitere Erkrankungen im Harn wider, die nur indirekt mit den ableitenden Harnwegen zu tun haben.

Denken wir nur daran, daß vor vielen Jahrhunderten die Mediziner bereits den Diabetes mellitus aufgrund des süßen Geschmacks des Urins diagnostizieren konnten.

Aus makroskopischen Bestandteilen, Verfärbungen, Geruch, Menge und Häufigkeit der Miktion lassen sich schon weitgehende Rückschlüsse ziehen.

Bei der Beobachtung des Urins darf aber die Beurteilung des spezifischen Gewichtes nicht fehlen. Obwohl wir mit unseren fünf Sinnen diesen Wert nicht bestimmen können, sondern uns technischer Hilfsmittel bedienen müssen, soll kurz darauf eingegangen werden (siehe Seite 342).

Miktionsart und -häufigkeit

Beobachtung:	kann auftreten bei:
dünner Harnstrahl	– Sphinktersklerose
Gasentleerung beim Urinieren	– Blasen-Darm-Fistel – bei Gärung (ammonialkalischer oder diabetischer Urin)
Inkontinenz	– Bettnässen bei Kindern – Blasenspalte – Fistelbildungen – Harnröhrenfistel – Hypospadie – Hysterie – Insuffizienz oder Verlust des Verschlußmechanismus – Meningozele – Multiple Sklerose – Neurosen – Paralyse – Prostatahypertrophie – Psychosen – erhöhte Reflexbereitschaft – Rückenmarkserkrankungen – Spina bifida – Tabes dorsalis – Traumen – Urachus – Wirbelkaries

Beobachtung:	kann auftreten bei:
Nykturie (auffallend häufiges, nächtliches Urinieren)	- Coma diabeticum (Hyperglykämie) - evtl. Gewohnheitsbildung - Schwäche der Nierenleistung (z. B. Herzkrankheiten) - Schwangerschaft - Uterusmyom
Oligakisurie (seltenes Urinieren)	- Tabes dorsalis
Pollakisurie (häufig in kleinen Mengen)	- Blasensteine - unspezifische nervöse Störungen - Prostatahypertrophie - Schwangerschaft - Uterusmyom - Zystitis
Stottern	- Blasenhalsobstruktion - Blasensteine - Prostatahypertrophie - psychisch bedingt (z. B. im Beisein anderer Personen) - Tumore der Harnorgane - Urethrastriktur
Strangurie (schmerzhaft quälender Drang, häufig erfolglos und nur in kleinen Mengen)	- Blasenerkrankungen - Nierenbeckenentzündung
Träufeln	- echte Inkontinenz - überlaufende Prostatikerblase

Beobachtung:	kann auftreten bei:
Verhalten	– Anurie verschiedener Ätiologie – Blasenhalsobstruktion – Harnleiterstein – Harnröhrenstriktur – Nierenbeckenstein – Phimose – Prostatahypertrophie – psychische Faktoren – reflektorische Behinderung (nach Narkosen und Operation) – Schock – Schwangerschaft – Strikturen – Uteruskarzinom
Zwang zum Wasserlassen	– Blasenentzündung – Harnröhrenentzündung

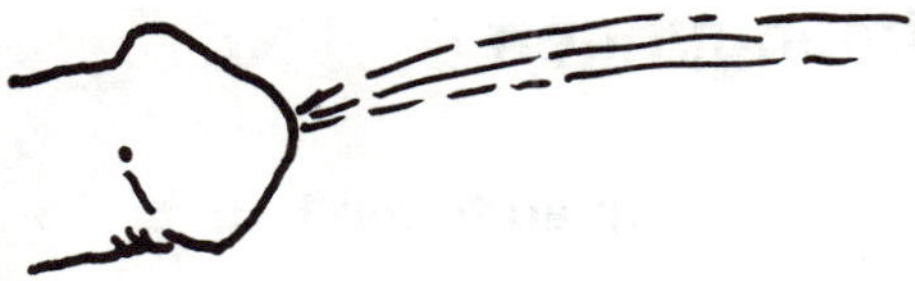

normaler Harnstrahl

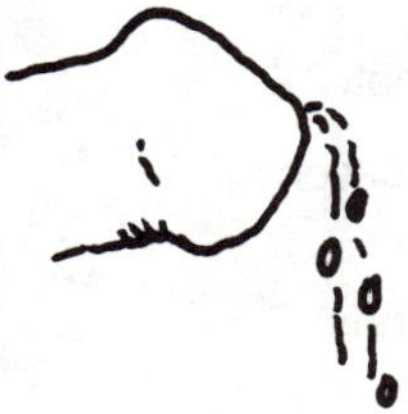

Harnträufeln bei Entleerungsstörungen

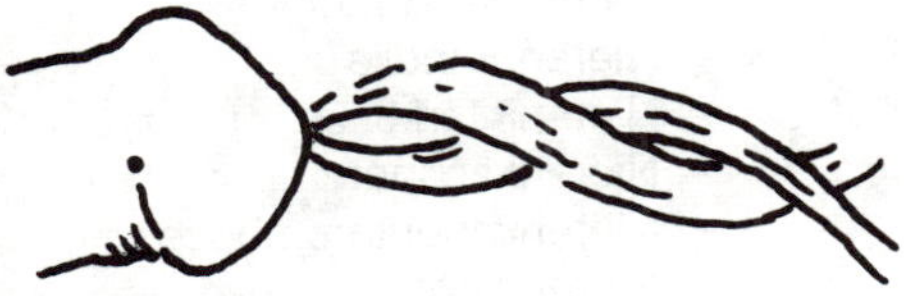

gespaltener und gedrehter Harnstrahl bei Strikturen

Beimengungen

Beobachtung:	kann auftreten bei:
Albumosen (Abbauprodukte der Eiweißverbindungen)	– Resorption eitriger oder fibrinöser Exsudationen, z. B. bei – eitriger Meningitis – Peritonitis – Phosphorvergiftung – Pneumonie – Ulzerationen der Darmschleimhaut – Wochenbett
Ausfluß, gering, morgendlich, in der männlichen Urethra	– Candida-Infektion
Blut	– Blasenkarzinom – Blasenpapillom – Glomerulonephritis – Nephrolithiasis – nervöse Personen – Nierenbeckentumor – Nierenembolie – Niereninfarkt – Nierenkarzinom – Nierenvenenthrombose – Nierenzyste – Pyelonephritis – Steine – Tuberkulose – Traumen

Beobachtung:	kann auftreten bei:
	– Tumoren in allen Teilen der harnbildenden und -ableitenden Organe – Zystenniere
eitrige Sekretion	– Harnröhrenfistel
Eiterbeimischung mit makroskopisch schlieriger Trübung	– eitrige Entzündung des Urogenitalsystems oder der Nachbarschaft

Unterscheide: (durch eine Zweigläser-Probe)

1. Portion trüb – zweite fast klar	– Entzündung in der Urethra
1. Portion klar – zweite trüb	– Entzündung in Prostata und Samenblase
beide Portionen trüb	– Entzündung in Blase, Ureter oder Niere
Fäden aus Schleim, Epithelien, Leukozyten im Morgenurin	– Gonorrhoe des Mannes

Farbe

Beobachtung:	kann auftreten bei:
bierbraun bis grünlichschwarz mit gelbem Schüttelschaum	– Hepatitis – Parenchymikterus – Verschlußikterus
braun, nach längerem Stehen	– Alkaptonurie
braun bis dunkelbraun	– Bilirubinurie – Hämoglobin-Methämoglobin-urie – Porphirinurie
braungrün	– Karbolsäureaufnahme – Naphthalinpräparate – Teerpräparate
dunkel	– Cholestase-Syndrom
dunkel oder rot werdend beim Stehen	– Porphyrie
dunkelgelb (bei geringer Menge)	– Fieberharn
dunkelgelb bis braun	– erhöhter Gallenfarbstoff
dunkelgrün	– Bärentraubenblättertee – Guajakol – Karbolsäure – Naphthalin – Teer
dunkelrot	– Urobilinausscheidung

Beobachtung:	kann auftreten bei:
dunkelrot, wenn er frisch gelassen hell war und bei Lichteinwirkung nachdunkelte	– akute intermittierende Porphyrie
mehr oder weniger **dunkelrot** nach Zentrifugation (bei Säuglingen)	– Methämoglobinurie durch nitrit- bzw. nitrathaltiges Brunnenwasser
fleischwasserfarben bis rotbraun	– Anwesenheit von Blut
goldgelb	– Cascara – Chrysarobin – Istizin – Rheum – Santonin – Senna
grünlich	– Smon-Krankheit
grünlich-blau	– Cuprex – Methylenblau
kirschrot	– Hämatoporphyrin
milchig („Milchpisser")	– vermehrte Ausscheidung von Calcium-Phosphat
milchig-trüb	– Eiter – Fettbeimengungen (Chylurie)
rot	– Blasenkarzinom – Blasenpapillom – Blasensteine – Genuß von Roter Beete (Rüben)

Beobachtung:	**kann auftreten bei:**
	– Medikamente wie z. B. – Antipyrin – Istizin – Prontosil – Pyramidon – Sulfanol – Veramon u. a.
rot, ins grünliche schillernd	– Anwesenheit von Blut
rotbraun-schmutzig	– Anwesenheit von Blut
schlierige Trübung, makroskopisch sichtbar durch Eiterbeimischung	– eitrige Entzündungen des Urogenitalsystems oder der Nachbarschaft
Unterscheide: (durch Zweigläser-Probe)	
1. Portion trüb – 2. Portion klar	– Entzündungen in der Urethra
1. Portion klar – 2. Portion trüb	– Entzündungen in Prostata und Samenblase
beide Portionen trüb	– Entzündung in Blase, Ureter oder Niere
schwarz (wird strohgelb entleert und durch Oxydation grünbraun bis schwarz verfärbt)	– Alkaptonurie – melanotische Geschwüre – Schwarzwasserfieber – Vergiftung durch chlorsaures Kali
schwarzbraun	– Bärentraubenblättertee – Guajakol – Karbolsäure – Naphthalin – Teer

Beobachtung:	kann auftreten bei:
tiefdunkel bei Morgenurin	– paroxysmale nächtliche Hämoglobinurie
trüb	– Gonorrhoe
ziegelmehlartiger, rotgefärbter Harnbodensatz (verschwindet bei Erwärmung)	– harnsaure Salze – Uroerythrin
zitronengelb	– Abführmittel (z.B. Senna)

Geruch

Beobachtung:	kann auftreten bei:
Ahorn-Sirup	– Stoffwechselanomalie bei Kindern
Azeton	– bei neuropathischen Kindern infolge abnormer Reaktion auf Kohlehydratmangel – Diabetes mellitus (Coma diabeticum: diabetische Ketoazidose) – Fieber – Hunger – Hyperemesis
nach verbranntem Zucker oder Maggi-Sauce bei Säuglingen	– Ahorn-Sirup-Krankheit

Menge

Beobachtung:

Anurie
(unter 100 ml/24 Std.)

kann auftreten bei:

- akutes Nierenversagen
- allergische Schockreaktion
- Blutverlust
- cardiale Insuffizienz
- Coma diabeticum (Hyperglykämie)
- Crush-Syndrom
- Embolie
- Eklampsie
- exkretorische Störung des Harnabflusses
- Hämoglobinämie
- Hämolyse
- Herzversagen
- Infarkt
- Mißbildungen bei Neugeborenen
- Myoglobinämie
- Nephritis
- Nephrolithiasis
- Pankreasnekrose
- Phäochromozytom
- protrahierte Hyp- und Anoxämie
- sekretorische Störung der Harnbereitung
- Schock
- Schrumpfniere
- Störungen des Wasser- und Mineralhaushaltes

Beobachtung:	kann auftreten bei:
	– Transfusion mit gruppenungleichem Blut – Tumorkompression – doppelseitige Ureterkonkremente – Ureterolithiasis – Verlegung ableitender Harnwege – Vergiftungen – Wasserverluste
Oligurie (unter 500 ml/24 Std.)	– Autoimmunhämolytische Anämie mit inkompletten Wärmeantikörpern (akut: selten) – Blutverlust – Cholera – Coma diabeticum (diabetische Ketoazidose) – Crush-Syndrom – Durchfall – Erbrechen – Fieber – Flüssigkeitsverluste – Herzinsuffizienz – Nierenerkrankungen – starkes Schwitzen

Beobachtung:

Polyurie
(mehr als 2000 ml/24 Std.)

kann auftreten bei:

- Ausschwemmung von Ödemen (durch Diuretika)
- Conn-Syndrom
- Diabetes insipidus (3–15–40 Liter)
- Diabetes mellitus (hyperosmolares Koma)
- exzessive Flüssigkeitszufuhr
- Hypercalcämie-Syndrom
- kompensierte chronische Nephritis
- paroxysmale Tachycardie
- psychogene Polydipsie

Spezifisches Gewicht

Vorbemerkungen:

Beim Messen des spezifischen Gewichtes des Urins ist **unbedingt darauf zu achten**, daß die auf dem Urometer angegebene Meßtemperatur berücksichtigt wird.

Das spezifische Gewicht ist ein Hinweis auf die Dichte eines Stoffes. Diese Dichte wiederum ist abhängig von der Temperatur. Eine Flüssigkeitsmenge braucht also bei höherer Temperatur mehr Platz, die Dichte wird somit kleiner und das spezifische Gewicht geringer.

Deshalb muß darauf geachtet werden, auf welche Temperatur der Urometer geeicht ist.

Merke

Bei Abweichungen der Flüssigkeitstemperatur **nach oben** (über die angegebene Eichtemperatur des Urometers hinaus)

pro 3° Celsius einen Teilstrich dazuzählen.

Bei Abweichung der Flüssigkeitstemperatur **nach unten** (unter die angegebene Eichtemperatur des Urometers hinunter)

pro 3° Celsius einen Teilstrich abziehen.

Nur so können exakte und verwertbare Angaben über das spezifische Gewicht erreicht werden.

Beobachtung:	**kann auftreten bei:**
normal zwischen 1015 und 1025	
über 1025	- starkes Schwitzen
unter 1015	- forcierte Diurese (z. B. Diuretikagabe) - herabgesetzte Konzentrationsfähigkeit der Nieren - hohe Flüssigkeitsaufnahme
ständig gleichbleibend (sowohl bei reichlicher wie bei verminderter Flüssigkeitszufuhr)	- Niereninsuffizienz (meist gleichbleibend bei 1008–1012)

29. Zähne

Vorbemerkungen:

Zähne sollten nicht nur Arbeits- und Verdienstfeld für den Dentisten sein.

Der Entwicklung der ersten Zähne beim Säugling wird im allgemeinen noch erhöhte Aufmerksamkeit gewidmet, beim Jugendlichen interessiert sich nur noch der Zahnarzt für die Ruinen.

Zähne können aber neben der Karies noch viele Zeichen für andere Krankheitsbilder aufzeigen.

Andererseits ist ein gut erhaltenes Kauwerkzeug auch wieder Voraussetzung dafür, daß die Ernährung ohne Störungen ablaufen kann.

Beobachtung:	**kann auftreten bei:**
angeborene Zähne bei Neugeborenen	- Symptom einer ektodermalen Entwicklungsstörung - erblich bedingt - bei septischen Erkrankungen der Mutter während der Gravidität
Anomalien	- Dyskeratosis congenita
brustwarzenähnliche Verdickung an der Innenfläche der ersten oberen Molaren	- Salvuraud-Zeichen bei kongenitaler Syphilis
Dystrophie	- Epidermolysis dystrophica
Entwicklungsstörungen	- Anhidrosis hypotrichotica - Chondro-ektodermale Dysplasie
erodiert, weiß gesprenkelt	- Dentalfluorese
Grübchen und Ringe in den Schneidezähnen und den ersten Molaren	- Mineralisationsstörungen in der Entwicklungsphase des Zahnes (vor allem bei Rachitis)
auf **freiem Kieferrand sitzend** (nicht in den Alveolen)	- Akrodont
klaffende Zahnreihen in Front- oder Seitenzahngebiet	- Lutschunarten - rachitische Deformierung der Kiefer
Schmelzhypoplasien und -defekte sowie grüngelbliche Verfärbung der Milchzähne	- Chlorodontie

Beobachtung:	**kann auftreten bei:**
tonnenförmige Verformung der oberen mittleren Schneidezähne, an der Schneide halbmondförmige Aussparung	– Hutchinson-Zähne (Lues connata)
Unterentwicklung	– Down-Syndrom
weiter Vorstand des Oberkiefers vor dem Unterkiefer	– Cockayne-Syndrom

Verfärbungen

Beobachtung:	kann auftreten bei:
allgemeine Verfärbungen bei Neugeborenen	– bedingt durch Tetrazykline
bläuliche Säume	– Osteogenesis imperfecta tarda
leicht ins **bläuliche** gehend	– Milchzähne beim Kleinkind
bläulich-transparent verfärbte Zahnkronen	– Stainton-Syndrom
braun	– Karies
braun, braunrot oder gelblich (im UV-Licht Rotfluoreszenz)	– Erythrodontie bei Erythropoetischer Porphyrie
goldgelbe, ringförmige Verfärbung des Zahnhalses	– chronische Kadmiumvergiftung
grüngelbliche Verfärbung der Milchzähne	– Morbus hämolyticus neonatorum
grüngelbliche Verfärbung mit Schmelzhypoplasien und -defekten	– Chlorodontie
kalkig-weiß (im Gegensatz zum üblichen gelblichen), weiß gesprenkelt	– Dentalfluorese
schwarzblauer bis schiefergrauer Saum am dentalen Rand des Zahnfleisches	– Bleivergiftung

Zahnfleischveränderungen

Beobachtung:	kann auftreten bei:
blauschwarze Einlagerungen am Zahnfleisch	– Wismutstomatitis
Blutungen des Zahnfleisches	– nervöse Personen
Blutungsneigung, Rötung, leichte Schwellung	– Gingivitis
Blutung mit eitrig-jauchiger Entzündung	– Moeller-Barlow-Krankheit
feuerrote, glänzende Defekte unter leicht abschälbarem Epithel	– häufig im Klimakterium – dystrophische Veränderungen
geschwüriger Zerfall der Randpartien	– Agranulozytose – Arsenvergiftung – Leukämie – Quecksilbervergiftung
Gingivitis (siehe oben) mit Zahnausfall	– chronische Quecksilbervergiftung
knotenartige Zahnfleischhyperplasie	– kann ab der 8. Schwangerschaftswoche auftreten (kein! Tumor)
papillomatöse Wucherungen	– Pringle-Bournville-Syndrom
schwarzblauer bis schiefergrauer Saum am dentalen Rand des Zahnfleisches	– Bleivergiftung
weißlicher, flächenhafter Belag	– Streptomycosis oralis febrilis

30. Zunge

Vorbemerkungen:

Die Zunge ist bekanntlich „der Spiegel des Verdauungstraktes". In der allgemeinärztlichen Praxis gehört es zur Routine, auch einmal die Zunge im herausgestreckten Zustand zu betrachten und zu beurteilen.

Neben den Störungen des Verdauungstraktes wirken sich aber auch noch eine ganze Reihe anderer pathologischer Vorgänge auf Aussehen, Form und Beschaffenheit unserer Zunge aus. Auch Empfindungen im Zungenbereich können eine wesentliche Rolle im Rahmen der Beobachtung spielen.

Beschaffenheit der Zunge

Beobachtung:	kann auftreten bei:
Beläge (aus verhorntem Plattenepithel, Papillenspitzen, Speiseresten, Mikroorganismen, Schleim usw.)	– Appendizitis – vornehmlich flüssige Nahrungsaufnahme – nervöse Faktoren – hastiges Schlingen beim Essen
Bißwunden	– generalisierter epileptischer Anfall – hysterischer Anfall
Furchungen, tief	– angeboren – amyotrophische Lateralsklerose – progressive Bulbärparalyse – Hypoglossusverletzung – Mongolismus
gefurcht, grob	– Down-Syndrom
glatt	– Sklerodermia diffusa seu progressiva
glatt, rot	– Sprue
glatt, sehnig-weißes verkürztes Zungenbändchen	– CRST-Syndrom
haarartige Verlängerung der Papillen, dunkelgrüne bis schwärzliche Verfärbung	– Veränderungen der Mundschleimhautflora

Beobachtung:	kann auftreten bei:
Knoten, hart, der innerhalb 4 Monaten geschwürig zerfällt	– Epithelioma spinocellulare
narbig, viereckige Felderung	– Spätsyphilis
Papillenschwund, atrophisch	– Achylie – perniziöse Anämie – Pellagra – Sprue
Papillenschwund, an der Spitze	– Behcet-Krankheit
Papillenschwund, Rötung der Zungenspitze und des -rückens	– Vitamin-B_{12}-Mangel
Papeln, erbsgroß, perlmuttfarben	– Lues II
rauh, papillenfrei, hochrot, heftige Schmerzen	– Vitamin-B_{12}-Mangel
rhombischer oder ovaler, 1,5 bis 4 cm langer, 0,5 bis 1 cm breiter rötlicher oder weißer Herd in der Mitte des hinteren Zungengrundes, Oberfläche eingesunken oder erhaben, verrukös, tumorartig	– Hämolymphangiom
rote Herde, von weißlich gelbem Randsaum umgeben, die infolge Abschälung von Tag zu Tag die Gestalt ändern	– exsudative Diathese

Beobachtung:	kann auftreten bei:
Stielknollen, bis haselnußgroß, gestielt aufsitzend, pilzförmig, leicht blutende dunkelrote hämangiomartige Neubildungen	– Granuloma pediculatum
trocken, bräunlich	– Anurie
Ulcera am Zungenbändchen	– Fede-Riga-Geschwür
Venenerweiterung, gewunden, auf der Unterseite	– Zungenvarizen bei hohem Blutdruck

Empfindungen auf der Zunge

Beobachtung:	kann auftreten bei:
Aufhebung der Geschmacksempfindung im hintersten Zungendrittel und am Gaumen	– Bulbärparalyse – Diphtherie – Neurolues – Schädelbasisfraktur – Tumor
Brennen	– Costen-Syndrom – Diabetes mellitus – perniziöse Anämie – Plummer-Vinson-Syndrom – psychisch bedingt – Sjögren-Syndrom – Vitamin-B_{12}-Mangel – Zungenvarizen
Schmerzanfälle, äußerst qualvoll	– Karotisaneurysma – Kleinhirnbrückenwinkeltumor – Pharynxtumor – Zungentumor
Störungen des Geschmackes in den vorderen zwei Dritteln	– Facialisparese

Form und Größe

Beobachtung:	kann auftreten bei:
längsgespaltet	– angeboren
Vergrößerung	– Acanthosis nigricans – Akromegalie – Aktinomykose – allergische Kontaktreaktionen – Amyloidose – angeboren – Entzündungen (z. B. Erysipel) – Exomphalo-Makroglossie-Gigantismus-Syndrom – Glossitis granulomatosa – Hämangiom – Lues III – Lymphangiom – Melkersson-Rosenthal-Syndrom – Mongolismus – Quincke-Ödem – venöse Stauungen – Vernarbungen (erworben) – Wespenstich
Verwachsungen mit der Mundbodenhöhle	– angeboren – Vernarbungen (erworben)

Verfärbungen der Zunge

Beobachtung:	kann auftreten bei:
bläulich, bräunlich pigmentiert, angiomartig durchschimmernd an der Wangenschleimhaut	– Kaposi-Sarkom bei AIDS
bräunlich, trocken	– Anurie
dunkelgrün bis schwärzlich, mit haarartigen Verlängerungen der Papillen	– Veränderungen der Mundschleimhautflora
gerötet, stark, hypertrophisch („Erdbeerzunge“)	– Influenza – Scharlach
grau, flache Erhebungen der Schleimhaut	– Plaques muqueuses bei sekundärer Syphilis
grau-gelb belegt	– Typhus
grünlich	– Smon-Krankheit
hellrote oder violette bis bräunliche, hirsekorngroße, polygonale, flache, oft gedellte, wachsartig glänzende, häufig stark juckende Papeln, meist weiße Punkte und Netze zeigend, Knötchen manchmal strichförmig angeordnet, zuweilen zu Platten konfluierend	– Lichen ruber planus
hochrot, rauh, papillenfrei, mit heftigen Schmerzen	– Vitamin-B_{12}-Mangel

Beobachtung:	kann auftreten bei:
Rötung der Zungenspitze und des -rückens durch Atrophie der Zungenpapillen	– perniziöse Anämie – Vitamin-B_{12}-Mangel
rot („Himbeerzunge")	– Colitis ulcerosa – dekompensierte Herzkrankheiten – Enterokolitis – Lebererkrankungen – Scharlach – Tumoren des Magen-Darm-Kanals
rot, glatt	– Sprue
rot, belegt mit entzündeten Papeln („Himbeerzunge")	– Scharlach
schwarz (durch haarartige Verlängerung der Papillen, die je nach Nahrungsaufnahme dunkelgrüne bis schwarze Farbe annehmen)	– Nigrities linguae